Dr Maurice WAROT
Ex-interne, Lauréat des Hôpitaux,
(Prix Poisson, 1903),
Prosecteur d'anatomie à l'École de Médecine d'Alger,
Lauréat de l'École de Médecine (1898-1899).

Contribution
à l'Etude des
Kystes hydatiques de la Rate

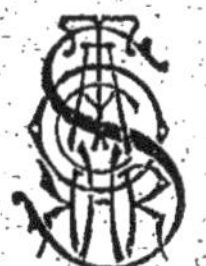

LYON
A. STORCK & Cie, IMPRIMEURS-ÉDITEURS
8, Rue de la Méditerranée, 8

1905

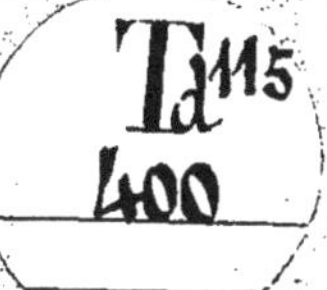

Dr Maurice WAROT
Ex-interne, Lauréat des Hôpitaux,
(Prix Poisson, 1903),
Prosecteur d'anatomie à l'École de Médecine d'Alger,
Lauréat de l'École de Médecine (1898-1899).

Contribution à l'Etude des Kystes hydatiques de la Rate

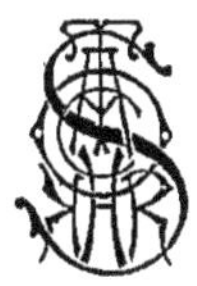

LYON
A. STORCK & Cie, IMPRIMEURS-ÉDITEURS
8, Rue de la Méditerranée, 8
—
1905

A MON PÈRE, A MA MÈRE

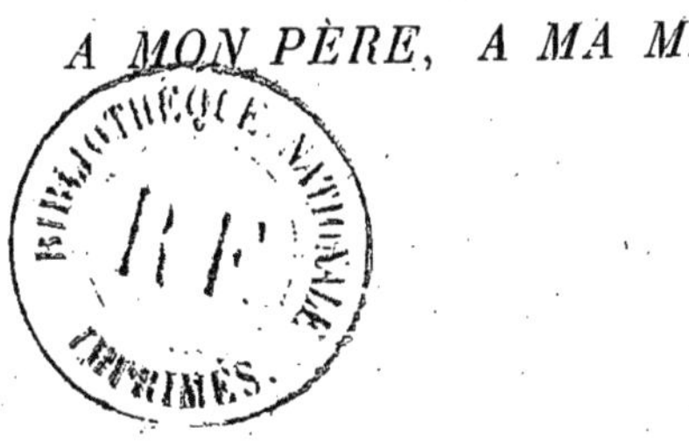

AUX MIENS

A MES AMIS

A MON PRÉSIDENT DE THÈSE

Monsieur le Professeur PONCET

Professeur de clinique chirurgicale à la Faculté de Médecine de Lyon

« Hommage de ma profonde reconnaissance pour l'honneur qu'il m'a fait en acceptant la présidence de cette thèse. »

A MONSIEUR LE PROFESSEUR TROLARD

« Témoignage de ma reconnaissance et de mon profond respect. »

A MESSIEURS LES PROFESSEURS
SALIÈGES, VINCENT, CURTILLET,
REY ET COCHEZ

A MES MAITRES
de l'École de Médecine et de l'Hôpital d'Alger

A MES MAITRES
de la Faculté de Médecine de Lyon

Je dédie ce modeste travail :

A mon Père et à ma Mère, faible témoignage de mon amour filial et de ma reconnaissance pour les lourds sacrifices qu'ils se sont imposés.

A mes Frères, à mes Sœurs, à la mémoire de mon Beau-Frère Yvan BONIFFAY.

Aux Amis précieux que j'ai eu le bonheur de rencontrer dans ma vie d'Etudiant.

Maurice WAROT.

INTRODUCTION

Les kystes hydatiques constituent une affection que des étudiants ont très souvent l'occasion d'observer dans les milieux hospitaliers algériens. Aussi est-ce un diagnostic qui doit être souvent agité.

M. Laveran (1) a le premier attiré l'attention sur cette fréquence de l'échinococcie en Algérie. A ce titre notre colonie possède le privilège peu enviable de prendre place aux côtés des pays classiquement réputés pour leur richesse en kystes de cette nature.

Notre ami, le Dr Lemaire (2), a consacré, il y a deux ans, une longue et intéressante thèse à l'étude des kystes du poumon et de la plèvre.

Ayant eu l'occasion d'observer pendant notre dernière année d'internat à l'hôpital de Mustapha, six cas de kystes hydatiques de la rate, nous avons cru faire œuvre utile en publiant leurs observations avec d'autres que nous ont obligeamment commu-

(1) *Archives de méd. milit.*, 1885.
(2) Thèse Paris, 1903.

niquées quelques-uns de nos maîtres et de nos camarades de l'hôpital civil. Nous les en remercions ici bien sincèrement.

Notre modeste travail ne vaut que par l'intérêt que présente toujours un document nouveau, une observation inédite. C'est dire qu'en faisant une courte étude des kystes hydatiques de la rate nous n'avons pas eu la prétention de traiter une question nouvelle.

Nos juges, à la bienveillance desquels nous faisons appel, nous excuseront de redire ce qui déjà a été dit.

Après un aperçu historique de la question, nous étudierons rapidement l'étiologie, la pathogénie, et l'anatomie pathologique des kystes spléniques, nous nous étendrons plus spécialement sur leur symptomatologie et leur diagnostic et ne dirons que quelques mots de leur traitement qui est aujourd'hui bien établi.

HISTORIQUE

Les kystes hydatiques de la rate sont aujourd'hui bien connus. De nombreux travaux ont été publiés sur cette localisation assez rare de l'échinocoque. La connaissance de leurs causes, de leur développement fut d'autant plus complète que l'étiologie et la pathogénie des kystes hydatiques en général, et particulièrement des kystes hépatiques et pulmonaires, furent mieux connues. Leur évolution clinique, leurs symptômes, leurs caractères sont bien établis. Quant au traitement, s'il fut longtemps avec la ponction aux mains des médecins, il est devenu aujourd'hui tout à fait chirurgical et de nombreuses méthodes sont maintenant à la disposition de l'opérateur pour mener à bien la guérison de ces kystes. Seule leur étude anatomo-pathologique n'est peut-être pas encore complète.

Le professeur Dieulafoy (1) cependant, en 1898, fit

(1) *Cliniques médicales de l'Hôtel-Dieu*, 1898-1899.

faire un grand pas à ce chapitre si peu étudié jusque là.

C'est donc à l'heure actuelle une affection bien connue. Mais pendant longtemps les kystes hydatiques de la rate furent simplement des trouvailles d'autopsie ; leur existence passait complètement inaperçue du vivant du malade.

La première observation, rapportée par Trinkler (1), remonte à 1790 et fut publiée par Berthelot (*Journal de médecine chirurgicale*, 1790).

En 1850, Degaille (2) a publié la première observation de kyste splénique opéré d'après le procédé de Récamier, à la potasse caustique. Le malade mourut et à l'autopsie on trouve dans la rate une poche kystique contenant des vésicules hydatides.

Magdelain (3), en 1868, présente une thèse sur les kystes acéphalocystiques de la rate et la splénotomie.

En 1877, Besnier dans le *Dictionnaire Dechambre*, traite longuement la question.

Paraîssent alors les thèses de Lefèvre (4), de Lenoël (5) et, en 1888, celle de Lainé (6).

Bucquoy, dans la *France médicale* en 1878, traite des kystes hydatiques de la rate. Quelques années auparavant Marcano (7) avait publié une « note pour

(1) Trinkler, *Kyste hydatique solitaire de la rate (Revue de chirurgie)*, 1894.

(2) Degaille, *Bulletin Soc. anat. Paris*, t. XXV.

(3) Magdelain, thèse Paris, 1868.

(4) Lefèvre, thèse Paris, 1875.

(5) Lenoël, thèse Paris, 1879.

(6) Lainé, thèse Paris, 1888.

(7) Marcano, *Progrès médical*, 1874.

servir à l'histoire des kystes hydatiques de la rate ». En 1886, Sevestre (1) étudie la même question.

En 1888, article de Casanova et Poulet dans la *Revue de chirurgie* sur la thérapeutique de cette affection.

En 1893, dans la même Revue, Trinkler publie un travail important et rapporte toutes les observations connues jusqu'en 1901.

En 1892, article de Piazza Martini, dans la *Revue clinique de Milan*, sur « le kyste hydatique primitif de la rate ».

En 1896, thèse de Cras, (2), en 1897, thèse de Roche (3).

En 1898, Trofinioff, dans la *Chirurgie russe* (4), publie deux observations de kyste hydatique de la rate.

La même année, Baraduc (5), dans sa thèse, publie deux observations de kystes hydatiques de la rate, traités avec succès, l'un par l'incision sans drainage, l'autre par le procédé de Delbet.

L'année précédente, Vanverts (6) avait soutenu une thèse remarquablement documentée sur la splénectomie, opération idéale pour les kystes de la rate.

Quelques mois après, Hartmann parlait au Congrès français de chirurgie (Paris, octobre 1897) de la splénectomie pour kystes hydatiques.

(1) Sevestre, *Bull. Soc. méd. des hôpitaux*, 1886, p. 470.

(2) Cras, thèse Bordeaux.

(3) Roche, thèse Lyon, *Sur quelques localisations rares de échinocoque.*

(4) Voir *Méd. mod.*, p. 93, 1899.

(5) Baraduc, thèse Paris, 1898.

(6) Vanverts, thèse Paris, 1897.

Les travaux sur le traitement chirurgical se multiplient : Rapport du professeur Février (1) sur la chirurgie de la rate en 1901.

Thèse de Casanova (2) sur le traitement chirurgical des kystes de l'abdomen.

En 1902, thèse de Driancourt (3) sur le traitement chirurgical des kystes hydatiques de la rate.

En 1903, le Dr Jordan (4) préconise la splénectomie comme méthode de choix dans le traitement des mêmes kystes. Le professeur agrégé Villar, de Bordeaux, soutient la même thèse dans le *Journal de médecine de Bordeaux* (mars 1903).

Entre temps avaient été publiés, en 1900, la thèse de Mortureux (5) et, en 1901, un article de MM. Vegas et Cranwell (6) sur les kystes hydatiques de la rate dans la République Argentine.

(1) *Congrès de l'Association française de chirurgie*, Paris, 1901.
(2) Casanova, thèse Montpellier, 1901.
(3) Driancourt, thèse Lyon.
(4) Jordan : *Congrès Société allemande de chirurgie*, 1903.
(5) Thèse Paris, 1900.
(6) *Revue de chirurgie*, 1901.

ÉTIOLOGIE

Depuis que les caractères cliniques et les symptômes des kystes hydatiques de la rate sont mieux établis, le diagnostic de cette affection est devenu plus facile, et le nombre des cas reconnus a augmenté, de sorte qu'actuellement on ne peut plus dire d'eux qu'ils constituent une rareté pathologique.

Les différentes statistiques successivement établies montrent bien la croissance de la proportion des kystes spléniques par rapport à ceux des autres organes.

John Finsen, sur 255 kystes hydatiques, en relève deux de la rate, soit un rapport de 0,78 p. 100.

Blanchard, sur 1,759, relève 7 kystes spléniques (rapp. de 2,1 p. 100).

Trinkler, sur 2,117, en trouve 68 (rapp. de 3,2 p. 100).

Neisser, 28 kystes spléniques sur 900 (rapp. de 3,1 p. 100).

Roche, 22 de la rate sur 400 (rapp. de 5,5 p. 100).

Cranwel et Vegas en relèvent 30 sur les 952 qu'ils ont opérés (rapp. de 3,1 p. 100).

Vital, à l'hôpital militaire de Constantine, trouve 9 cas sur 54 kystes hydatiques (rapp. de 10 p. 100).

Notre statistique personnelle nous donne 13 cas sur 202 cas observés à l'hôpital de Mustapha (rapp. de 6 p. 100).

Malgré cette augmentation marquée dans leur fréquence, les kystes spléniques sont plus rarement observés que ceux du foie, du poumon et du péritoine. Nous ne sommes point de l'avis de Vital, et de Le Noël qui veulent qu'après le foie ce soit la rate qui soit le plus souvent atteinte. Il ne faut pas oublier qu'après avoir traversé le foie, l'embryon hexacanthe est obligé de traverser les capillaires du poumon avant d'arriver à la rate.

Les pays où l'on rencontre le plus fréquemment les kystes de la rate sont l'Allemagne, la Russie, la République Argentine. Il faut y ajouter l'Algérie. D'après Trinkler, ils sont rares en Islande et en Australie, terres classiques cependant de l'échinocoque.

Le sexe et l'âge ont-ils quelque influence sur le développement du kyste dans la rate ? Malgré l'opinion de Finsen, de Krumacher, d'après laquelle la femme serait plus souvent atteinte parce que plus sédentaire ; malgré l'avis contraire de Lainé basé sur sa statistique, nous croyons que leur influence est nulle.

Il n'en est pas de même du traumatisme. Il crée, en effet, un point de moindre résistance où l'échinocoque se développera plus facilement. Les travaux de Boncour (1), de Danlos (2), de Marguet (3) ; l'observation de Kirmisson dans la *Gazette des Hôpitaux* de 1883, ont nettement démontré l'influence du traumatisme sur les kystes hydatiques en général. Pour le cas particulier de la rate, nous relevons dans la littérature médicale, les observations très probantes de Vivenza (Th. Cras), de Leprévost (4), de Roche.

La rate est en effet souvent atteinte par les traumatismes. Une simple contusion de la paroi abdominale thoracique pourra facilement produire une rupture vasculaire dans le parenchyme splénique, une infiltration sanguine où, comme pour les muscles, se fixera et se développera l'embryon hexacanthe.

Roche invoque l'influence de l'accouchement qui constituerait « un traumatisme interne ». Il en veut pour preuve une observation de Madgelain concernant une jeune femme qui, depuis son accouchement, éprouvait dans le côté gauche des douleurs accompagnées de gonflement ; un kyste hydatique de la rate en était la cause. Cette observation nous semble peu démonstrative. Il est probable que le kyste existait déjà, moins volumineux sans doute, et que l'utérus l'avait refoulé profondément sous les fausses côtes. L'accouchement, dans ce cas, paraît n'avoir qu'une action, celle de permettre au kyste, jusque-là gêné dans son évolution, de se développer rapidement.

(1) Boncour, Thèse Paris, 1878.
(2) Thèse Paris, 1879.
(3) Thèse Paris, 1884.
(4) *Normandie médicale*, Rouen, 1889.

PATHOGÉNIE

Comment expliquer le développement du kyste hydatique dans la rate ? Par quelles voies l'embryon hexacanthe, mis en liberté dans l'estomac ou l'intestin, pourra-t-il arriver à la rate ?

Plusieurs théories sont en présence. On admet habituellemeut que cet embryon perfore la paroi du tube digestif, que dans l'épaisseur même de celle-ci il pénètre dans un vaisseau veineux et qu'entraîné par le courant circulatoire, il arrive au foie par la veine porte. Là, soit que l'embryon soit de petite taille, soit qu'il ait été emporté dans un capillaire de gros calibre, il franchit ce premier obstacle et, par la voie sus-hépatique, arrive au cœur droit. Lancé dans le poumon, il lui faut franchir ce deuxième obstacle et alors seulement il revient au cœur gauche d'où, par la grande circulation, il peut arriver à la rate.

D'après Chachereau (1), l'embryon peut arriver au

(1) Chachereau. Thèse Paris, 1884.

cœur sans passer par le foie, en pénétrant dans la veine cave inférieure par l'intermédiaire des veines hémorrhoïdales inférieures et moyennes.

L'embryon pourrait encore, grâce à sa force de pénétration, traverser l'estomac et gagner directement le cœur. Pourquoi ne pas admettre alors que l'embryon va directement de l'estomac à la rate? L'épiploon gastro-splénique ne constitue-t-il pas pour cela une voie facile, courte et toute tracée?

Gangolphe (1) indique un autre mode de transport.

En pénétrant au niveau de la muqueuse intestinale dans un gros chylifère, l'embryon peut arriver au canal thoracique et de là, par le système cave, il pénètrera dans le cœur.

Cras, considérant la rate « comme un diverticule du sang dans l'effort » (Robin), suppose que dans un effort très violent le sang peut refluer de la veine porte dans la veine splénique, reflux d'autant plus facile qu'il n'existe pas de valvules dans le système porte, et l'embryon, entraîné, peut arriver dans la rate.

De toutes ces théories, la première est la plus admissible et la plus rationnelle. Elle explique d'ailleurs bien la rareté des kystes hydatiques de la rate.

Il est cependant une variété de kystes spléniques qui reconnaît une autre origine, ce sont les kystes juxta-spléniques. Ceux-ci dépendent beaucoup plus de l'enveloppe séreuse de la rate que de la rate elle-même, et nous croyons que leur pathogénie est la

(1) Gangolphe. Thèse d'agrégation, 1896.

même que celle des kystes péritonéaux. Un kyste du foie, par exemple, se rompt, les vésicules filles sont mises en liberté et une pourra venir se greffer sur le péritoine splénique. La position élevée de la rate explique la rareté de ces kystes comparativement à ceux du mésentère de l'épiploon ou du petit bassin.

ANATOMIE PATHOLOGIQUE

Le siège des kystes hydatiques dans la rate est variable. On peut cependant à ce point de vue accepter la division du professeur Dieulafoy, qui admet trois variétés de kystes.

1° Les kystes intraspléniques, logés dans l'épaisseur de l'organe ;

2° Les kystes ayant pour point de départ un bord, une extrémité, et qui ne tardent pas à « s'extérioriser » ;

3° Les kystes juxta-spléniques.

Les premiers se développent en plein tissu splénique, presqu'au centre de la rate. En évoluant, le kyste trouve une résistance égale sur toute la périphérie (comme semble le prouver sa forme sphérique habituelle), et n'a aucune tendance, en se développant d'un côté plus que d'un autre, à venir faire saillie sous la capsule. Il refoule tout autour de lui le parenchyme splénique. Celui-ci lui forme une coque dont l'épaisseur diminue à mesure que la poche augmente de volume. Il arrive un moment où la rate est transformée en un énorme kyste.

Celle qui fut enlevée à notre première malade (Obs. I), en était un exemple. Très volumineux, sa coque distendue était très amincie; en certains points le tissu sain avait disparu et était remplacé par une lame de tissu scléreux. Au lieu de présenter la forme sphérique que « conservent habituellement ces kystes quelles que soient la forme et la résistance des tissus » (Dieulafoy), il était allongé, occupant toute la hauteur de la tumeur et légèrement étranglé à sa partie moyenne par un sillon circulaire.

Aux observations de kystes centraux que cite Dieulafoy dans ses *Cliniques*, nous ajouterons la précédente, celle de M. Latarjet (Obs. XV), où la rate était transformée en un volumineux kyste, celle du Dr Daraignez (Obs. XIII), les observations II et VIII de la thèse de Roche, où la rate était réduite à une mince coque.

La deuxième variété est celle dans laquelle le point de départ du kyste est dans le parenchyme splénique, non loin de la surface, dans un bord, dans un des pôles. Le kyste, trouvant un point de moindre résistance se développe de ce côté et ne tarde pas à faire une saillie qui « s'extériorise » de plus en plus. Dans nos observations nous relevons trois types répondant à cette description (Obs. III, V, VII). Dans ces trois cas le kyste s'était développé aux dépens du pôle inférieur. Nous pouvons y ajouter les cas que nous avons trouvés dans les thèses de

Mortureux (Obs. I), de Casanova (Obs. IV, page 27), de Driancourt (Obs. XIII).

« Les tumeurs qui composent cette variété, dit Dieulafoy, sont généralement bilobées et de forme irrégulière ; la grosse partie de la tumeur est formée par le kyste extériorisé et la petite partie est dûe à la rate parfois hypertrophiée ».

La troisième variété comprend les kystes développés aux dépens de l'enveloppe séreuse de la rate et peut-être parfois de la capsule propre de l'organe. Elles sont généralement rattachées à la rate par un pédicule de longueur variable, quelquefois elles sont accolées à sa surface ; dans ce dernier cas, le kyste, en grossissant, déprime la partie de la rate sur laquelle il est appliqué ; il peut ainsi s'y creuser une loge. Tel est le cas cité par Cruveilhier (1) où « le tissu propre de la rate ne recouvrait que la moitié externe du kyste ». Quelle que soit d'ailleurs la disposition du kyste, le tissu splénique, dans cette troisième variété, reste toujours indemne.

Pour ce qui est de la fréquence de ces trois variétés, les uns, comme Davaine (2), Cruveilhier, prétendent que les kystes sont le plus souvent superficiels, d'autres, comme le professeur Dieulafoy, estiment qu'ils sont la plupart du temps centraux. A notre avis, c'est la deuxième variété qui se rencontre le plus fréquemment ; avec Noël et Trinkler nous croyons qu'ils sont le plus souvent intérieurs, n'évoluant que secondairement vers l'extérieur.

(1) *Traité anat.-path. Maladies de la rate.*
(2) *Traité des entozoaires*, Paris, 1860.

Une étude intéressante est celle de la réaction du tissu splénique vis-à-vis des kystes hydatiques. On peut dire que le parenchyme de la rate se conduit vis-à-vis de ces derniers comme le tissu hépatique : 1° la zone juxta-kystique se modifie profondément dans sa structure ; 2° le tissu qui reste sain s'hypertrophie.

Sur une coupe on voit que le tissu splénique, qui est immédiatement au contact du kyste, s'est transformé en une couche de tissu fibreux, en une coque fibreuse, mince, présentant des îlots de tissu sain ; puis, sans qu'il y ait de transition bien marquée, le parenchyme splénique apparaît avec des modifications du côté des vaisseaux, du tissu conjonctif et de la pulpe splénique, qui dénotent un état d'irritation subaiguë.

Les modifications de la pulpe sont les plus curieuses. Il n'en est guère fait mention dans les différents travaux concernant les kystes de la rate.

Besnier dans son *Dictionnaire Encyclopédique* dit « que les altérations subies par le parenchyme splénique n'offrent rien de spécial. De même que tous les parenchymes soumis à une compression lente, il cède, s'étale, se dissocie et s'atrophie ».

Cras a constaté dans certains cas une hypertrophie de la rate, mais il en donne une explication inexacte. L'augmentation de volume de telle ou telle partie, à son avis, la déformation consécutive de la rate, sont une conséquence du siège du kyste.

Le professeur Dieulafoy, le premier, a insisté sur l'hypertrophie de la pulpe splénique, et l'a comparé à l'hypertrophie compensatrice du foie.

Depuis les expériences de Pounfick, de von Meister, de Flœck, les études de Hanot (1-2) et de Kahn (3), on sait en effet que le parenchyme hépatique, lorsqu'il est partiellement détruit par un traumatisme ou par un processus morbide (alcoolisme, tuberculose, kyste hydatique), possède la faculté de se régénérer. « La portion respectée s'hypertrophie au point d'égaler et de doubler le volume du foie normal. » En même temps que son volume le foie recouvre sa fonction. Histologiquement on constate une hypertrophie considérable des lobules.

Il en est de la rate comme du foie et de même que la lobule hépatique double ou triple de volume la pulpe splénique s'hypertrophie.

De nombreuses observations viennent à l'appui de la thèse de Dieulafoy. MM. Vegas et Cranwel qui ont eu l'occasion d'opérer trente kystes de la rate, l'ont noté plusieurs fois. Dans une de nos observations (Obs. V) la rate était très hypertrophiée. Les vaisseaux du hile nombreux et très dilatés.

« La question est donc jugée, dit Dieulafoy, et l'hypertrophie compensatrice de la rate doit prendre place à côté de celle du foie. »

Cependant nous croyons qu'elle n'est pas constante. Quand les dimensions du kyste deviennent énormes, le tissu splénique comprimé, étalé, finit par s'atrophier. Nous n'en voulons pour exemple, que la rate enlevée à notre première malade (Obs. I). La

(1) *Presse médicale*, avril 1895.

(2) *Bull. soc. méd. des hôpitaux,* juillet 1896.

(3) *De la régénération du foie.* Thèse Paris, 1896.

tumeur pesait 950 gr. Vidée elle ne pesait plus que 105 gr. (le poids normal de la rate est de 180 gr).

Le tissu sain qui restait au niveau du bord antérieur et du pôle inférieur n'était pas hypertrophié. A l'examen histologique pas de modification de la pulpe, dans la zone sous-capsulaire une hyperplasie conjonctive.

De plus, et ce détail a son importance, les vaisseaux du hile étaient très réduits. Ils semblaient en voie d'atrophie comme le tissu qu'ils étaient chargés d'irriguer ; tandis que dans l'Observation V nous voyons que l'hypertrophie de la rate s'accompagnait d'une augmentation du nombre et du calibre des vaisseaux.

Enfin, dernière preuve de la non hypertrophie du tissu sain restant, la splénectomie ne fut pas suivie de modifications très sensibles dans l'état du sang. Un mois après, l'équilibre globulaire était rétabli.

L'observation du deuxième malade, que Dieulafoy rapporte dans ses cliniques, nous montre cependant que l'état du sang fut profondément bouleversé par la splénectomie. Ces modifications sont d'autant plus marquées que l'hypertrophie de la rate est plus considérable. Le nombre des globules rouges diminue considérablement tandis que celui des leucocytes devient très élevé; ce n'est qu'au bout de plusieurs mois, trois mois dans le cas de Dieulafoy, sept mois dans le cas de Psaltoff (1) (Obs. XVI), que le sang reprend son aspect normal.

(1) *Rev. de chirurgie*, 1903.

Quand le kyste hydatique a, par son développement, complètement détruit le tissu splénique, on observe souvent une hypertrophie de suppléance du système ganglionnaire. Bourdel (1) rapporte l'observation d'un enfant de onze ans, porteur d'un kyste hydatique de la rate, décédé peu de temps après l'opération. L'autopsie permit de découvrir une rate réduite à une mince coque renfermant deux kystes. On constata que les ganglions mésentériques et prévertébraux étaient considérablement hypertrophiés.

En somme, nous voyons que les kystes hydatiques produisent les mêmes effets que la splénectomie. Dans les deux cas, la rate disparaît, lentement dans le premier, brusquement dans le deuxième ; l'état du sang est profondément modifié ; les organes hématopoïétiques (ganglions, corps thyroïde) suppléent à sa disparition en s'hypertrophiant.

Pour terminer cette étude, nous signalerons en quelques mots les conséquences du développement d'une énorme masse kystique dans la cavité abdominale. Le diaphragme est refoulé en haut et, par l'intermédiaire de celui-ci, le cœur et le poumon gauche sont déplacés. Au-dessous c'est le foie, l'estomac, l'intestin que le kyste repousse au point de simuler une obstruction intestinale, une affection gastrique.

Des adhérences se forment avec le péritoine qui tapisse ces différents organes ; le kyste, par suite

(1) *Bul. soc. anat.*, avril 1884.

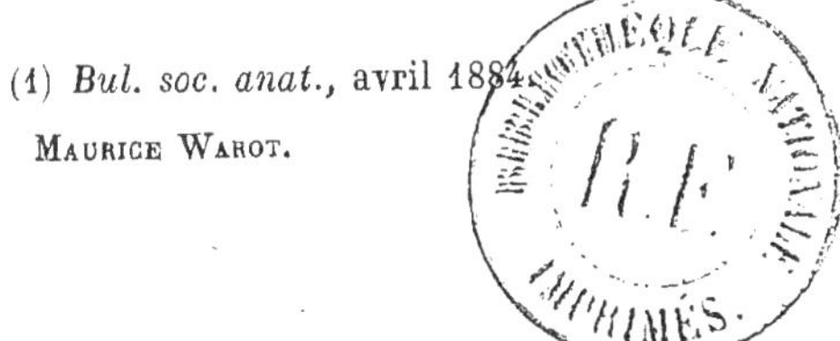

d'une extrême distension et d'une sorte d'usure de la paroi peut se rompre et son contenu se vider dans la plèvre, le poumon, dans l'intestin, rarement dans la cavité péritonéale.

Enfin le contenu du kyste de même que ses parois, peuvent subir des modifications pour l'étude desquelles nous renvoyons aux traités classiques.

SYMPTOMATOLOGIE

Comme ceux des autres organes, les kystes de la rate ont pour caractère de présenter un début insidieux, une évolution lente et longtemps méconnue et de ne se révéler, subjectivement comme objectivement que le jour où ils ont atteint un certain volume.

Cette période latente dure un temps plus ou moins long qu'il est difficile, pour ne pas dire impossible, de préciser à cause des phénomènes obscurs du début qui empêchent d'assigner une date exacte à l'affection. Elle est peut-être plus longue pour les kystes de la rate, à cause même de la situation profonde de cet organe et des difficultés de son exploration.

La douleur, très inconstante d'ailleurs, est, de tous les signes, le plus précoce. Elle apparaît parfois de longues années avant que l'on reconnaisse le kyste par l'examen. Chez une femme (1) morte à quarante ans et à l'autopsie de laquelle on trouva un kyste de la rate, les premiers symptômes douloureux s'étaient

(1) *Lyon médical*, 1891. Obs. du Dr Bonnet.

manifestés à l'âge de dix-sept ans. Une de nos malades (Obs. I), âgée de vingt-sept ans, souffrait du côté depuis l'âge de douze ans. D'autres fois, elle est tardive, n'apparaît que quelques mois auparavant (Obs. V) ; souvent elle est absente (Obs. III, VI, X, XIII, XV).

Cette douleur est habituellement sourde, obtuse, c'est plutôt une sorte de gêne douloureuse.

Elle peut apparaître brusquement, à l'occasion d'un effort (Obs. V), d'un coup. Elle est due, sans doute, dans ce cas aux tiraillements que le kyste, déjà volumineux, mais méconnu, a exercé sur les organes voisins.

Elle est souvent intermittente, avec exacerbations violentes suivies de périodes d'accalmies, phénomènes imputables à des poussées de péritonite partielle.

Son siège dépend de la variété du kyste. Si celui-ci se développe vers le diaphragme, elle simulera une névralgie intercostale, déterminera des douleurs assez vives dans le côté et dans l'épaule gauche, tout comme les kystes de la face supérieure du foie retentissent vers l'épaule droite.

S'il évolue vers le bas les douleurs seront abdominales, localisées au flanc, aux lombes.

« Les choses vont ainsi, dit Dieulafoy, un an, deux ans avec sensations de pesanteurs, de tiraillements à l'hypochondre gauche et au ventre, sans apparition de signes nettement définis. Pendant cette période l'appétit reste bon, les forces ne déclinent pas, peut-être existe-t-il quelques troubles dyspeptiques ou dyspnéiques. Mais vient un moment où le kyste, par son développement, refoule les organes voisins, gêne leur fonctionnement, déforme la région et suscite des symptômes nouveaux ».

C'est la période d'état.

A ce moment les symptômes observés ne sont pas les mêmes pour tous les kystes hydatiques. C'est que, comme l'a bien décrit le professeur Dieulafoy, les kystes peuvent, en se développant, prendre deux directions. Ou bien ils se développent par en haut et font leur poussée vers le diaphragme et le thorax, ou bien ils envahissent l'abdomen. Les premiers seront les kystes à type ascendant, les deuxièmes à type descendant.

Mais souvent les malades présentent des symptômes appartenant à l'une et l'autre variété. C'est ce que l'on observe quand les kystes atteignent des dimensions énormes ; ces cas sont loin d'être rares, aussi croyons-nous que l'on peut admettre une troisième variété clinique :

Les kystes hydatiques à type mixte, abdomino-thoracique, dont le cas décrit par notre maître, M. le Dr Scherb (1) (Obs. IV), constitue un exemple typique.

Etudions d'abord les kystes ascendants :

1° « C'est l'hypochondre gauche, dit Dieulafoy, qui tout d'abord, en subit les atteintes. Dans son développement, la tumeur soulève le diaphragme et déjette en dehors les dernières côtes. Le malade se

(1) Scherb, *Bull. med. de l'Algérie*, nov. 1904.

plaint de douleurs thoraciques et scapulaires. En même temps le thorax s'élargit à sa base, les dernières côtes forment voussure. Jusque là tout se passe dans l'hypochondre; néanmoins la tumeur commence à être abdominable et fait saillie dans le flanc.

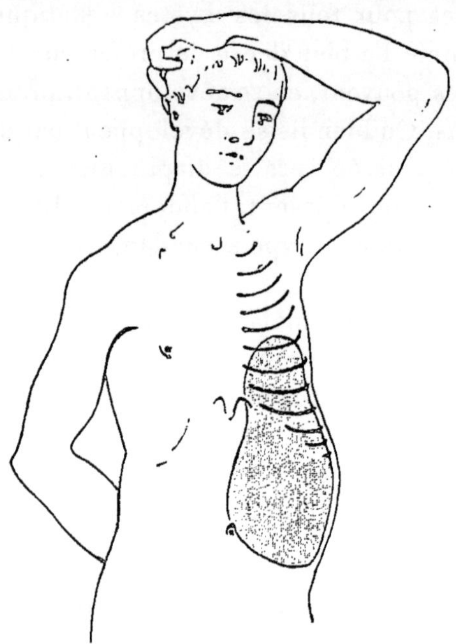

Fig. I

Kyste hydatique de la rate « à type ascendant ». (Figure extraite des *Cliniques médicales*, professeur Dieulafoy, p. 103).

« Puis les symptômes s'accentuent. La respiration est gênée, l'oppression est d'autant plus grande que le poumon est plus refoulé, et la voussure du thorax inférieur d'autant plus accentuée que les côtes sont plus fortement déjetées. A cette période la tumeur n'est pas seulement rétro-costale, elle est abdominale, fait saillie dans le ventre, elle est indolente, peu mobilisable enclavée qu'elle est dans le thorax.

« Enfin les symptômes acquièrent leur maximum d'intensité. Le poumon est refoulé jusqu'aux premiers espaces intercostaux, le cœur dévié à droite du sternum, la dyspnée est violente et entrecoupée d'accès d'oppression. La voussure n'occupe pas seulement l'hypochondre, le flanc y participe. »

Tant que la tumeur reste ainsi thoracique, il est difficile de l'examiner par la palpation. Elle se manifeste d'elle-même par les troubles si bien décrits plus haut. La percussion permet de reconnaître une matité occupant les derniers espaces intercostaux mais qui peut remonter plus haut, jusqu'au troisième espace intercostal (Obs. IV). L'espace de Traube est mat (Obs. IV), diminuée (Obs. VIII). Le murmure vésiculaire est aboli. On n'entend rien; dans quelques cas on entend un bruit de frottement.

Peu à peu cependant, la tumeur franchit la limite inférieure du thorax. Par son poids, par ses dimensions, malgré les adhérences qui la retiennent au diaphragme (comme dans l'Obs. I) et qui expliquent qu'elle en suit les mouvements, elle vient faire saillie en avant, au niveau de l'épigastre, refoulant l'estomac, en bas dans le flanc. La palpation permet alors d'explorer la partie qui se présente, le pôle inférieur de la rate et la tumeur, dans son ensemble, a bien la forme, comme le dit Vivenza (1), d'un cône à sommet dirigé vers le bassin.

(1) *Lo Sperimentale*, 1895, n° 13.

L'examen radioscopique pourra compléter cette exploration. Il est nécessaire ; nous verrons plus loin son utilité dans le diagnostic différentiel d'avec l'épanchement pleural.

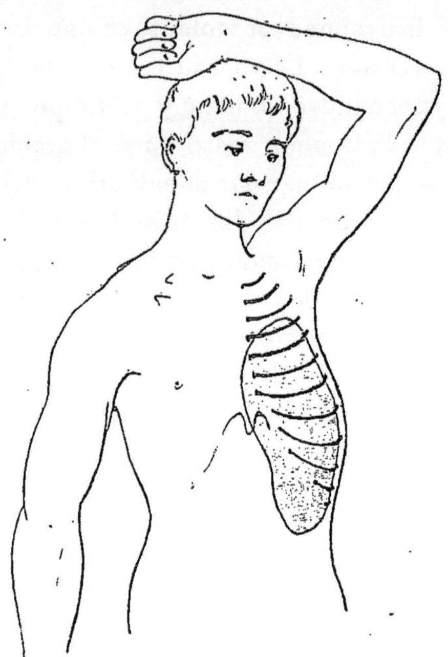

Fig. II

Kyste hydatique de la rate « à type descendant ». (Figure extraite des *Cliniques médicales*, professeur Dieulafoy, p. 105.)

2° Les kystes descendants ont pour point de départ la moitié inférieure de la rate. Ils trouvent de ce côté un champ plus libre et plus vaste, aussi peuvent-ils atteindre des dimensions considérables. Les déformations qu'ils entraînent siègent surtout à gauche ;

les dernières côtes sont quelquefois déjetées, mais c'est principalement le flanc, la fosse iliaque et l'ombilic qui sont voussurés. La tumeur dépasse ces limites, envahit l'hypochondre et le flanc droit, occupant la presque totalité du ventre, à tel point que le clinicien pense tout d'abord à une tumeur utérine ou ovarique.

A la palpation, on sent une masse lisse par endroits, dure et irrégulière en d'autres. Elle est fluctuante, parfois tendue et rénitente. On reconnaît difficilement la rate, car le kyste déforme l'organe. Quelquefois le bord antérieur a conservé sa forme, les incisures font faire le diagnostic.

Si la tumeur est de volume moyen, elle est mobile et mobilisable, mais, si elle est très grosse, si surtout il existe des adhérences, elle est presque fixe.

Au devant de la tumeur, il n'y a pas d'anses intestinales. Ce caractère n'est pas constant. M. Chauvel (1) rapporte une observation où il relève la présence de l'intestin entre la tumeur et la paroi. Cette disposition s'observe quand le kyste est développé aux dépens de la portion rétro-hilaire de la face interne de la rate. Chez une de nos malades (Obs. II) le côlon descendant était en avant du kyste, comme s'il s'était agi d'une tumeur rénale. Dans la plupart des cas cependant, la masse intestinale est refoulée en bas et en arrière, ne débordant le kyste que sur les bords, de sorte que la percussion donne une matité franche au point saillant de la tumeur, matité qui se

(1) *Revue de chirurgie*, 1889, p. 782.

continue avec celle de la rate (sauf quand le kyste est pédiculé), et autour une zone de submatité.

C'est surtout du côté des organes abdominaux que l'on observera des symptômes de compression : troubles digestifs, anorexie, dyspepsie, gastralgie, vomissements, constipation. Certains malades ont présenté des phénomènes d'obstruction intestinale (Obs. I et XVI, Thèse Mortureux).

3° Les kystes hydatiques de la troisième variété nous présentent des symptômes abdominaux et thoraciques. Ce sont des kystes énormes. Leur développement est tel, qu'ils refoulent en haut le diaphragme et le poumon, dévient le cœur, déjetent les dernières et s'étendent en bas jusque dans la fosse iliaque, déformant ainsi toute la partie gauche de l'abdomen. Les troubles qu'ils déterminent dans l'organisme sont ceux que nous avons déjà décrits pour les kystes ascendants et descendants.

Nul n'ignore que, quand on percute d'un coup sec et rapide un kyste hydatique, la main perçoit parfois une sorte de vibration, étudiée par Briançon (1) sous le nom de frémissement hydatique.

C'est, dit-on, un signe pathognomonique de cette variété de kystes. Il n'en est rien. Plusieurs exemples le prouvent. Potain l'a obtenu dans un cas d'épanchement ascitique. Segond l'a constaté sur un kyste du ligament large. Nous-même l'avons observé avec une grande netteté dans le service de notre maître, M. le professeur Cochez, sur un malade porteur d'une ascite d'origine cirrhotique.

(1) Thèse Paris, 1828.

Il est cependant certain que c'est surtout aux kystes hydatiques qu'appartient ce signe.

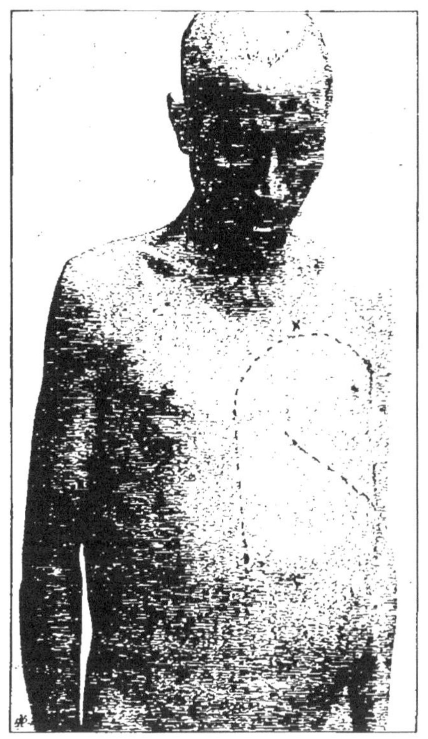

Fig. III

Kyste hydatique de la rate (à type abdomino-thoracique).
(Observation n° IV).
(X Deuxième espace intercostal, pointe du cœur,
.... Limite de la tumeur.)

Quelle en est la cause ? On connaît l'explication longtemps classique qui voulait que le frémissement soit dû à l'entrechoquement des vésicules filles entre elles. Elle est à rejeter, car nombre d'observations démontrent que leur présence n'est pas nécessaire (1). Le kyste vibre sans aucun secours, à condition qu'il soit bien rempli.

Expérimentalement on obtient facilement le frémissement. Trois facteurs semblent nécessaires pour sa production :

1° Le liquide doit présenter une tension suffisante ;

2° Il doit être très fluide et de densité égale à celle de l'eau ou voisine ;

3° La paroi doit être mince et élastique.

Les expériences de Milian (2) démontrent bien la nécessité de ces conditions. Milian remplit des doigtiers, les uns de glycérine, les autres d'eau. Il les transforme, en les liant à leur extrémité, en des boules remplies de liquide dont il varie la tension en poussant plus ou moins la ligature vers l'extrémité fermée. Puis il les percute sur un plan résistant et constate que le frémissement n'existe que sur les poches d'eau suffisamment distendues. On ne l'obtient pas avec les poches molles ou remplies de glycérine.

Ce qui vient encore à l'appui de ces faits, c'est la disparition du frémissement quand le kyste vient à suppurer. La cause en est triple ; la suppuration du liquide change sa densité — diminue sa tension — modifie l'état de la paroi.

(1) Obs. Milian. *Soc. méd. Hôpitaux*. Paris, 1900. Obs. Audion. *Rev. mens. des maladies de l'enfance*, 1898. Obs. II. Thèse Potherat. Obs. personnelles I et II.

(2) *Bullet. Soc. Anat.*, 1900 p. 713.

Comment se fait-il maintenant que le frémissement que l'on obtient toujours expérimentalement soit un signe si inconstant sur le malade ?

C'est que le kyste n'est plus placé dans les mêmes conditions. Lcs différents éléments interposés entre le kyste et le doigt du médecin forment une couche trop épaisse pour la mise en jeu de l'élasticité de la membrane kystique.

En deuxième lieu, le plan sur lequel repose la poche liquide, constituée souvent par la masse intestinale, du tissu pulmonaire, etc., ne présente pas une résistance suffisante. Cette dernière condition est importante et quand le kyste est appliqué sur une surface rigide et résistante comme la paroi abdominale postérieure, ou une surface osseuse, les chances d'obtenir le frémissement sont plus grandes.

TERMINAISON. — PRONOSTIC

Depuis que le traitement des kystes hydatiques est passé dans le domaine chirurgical, on observe de moins en moins la phase ultime de l'évolution de ces tumeurs. Le chirurgien évite au malade les complications fâcheuses et graves qui le menaçaient autrefois.

Que devient donc un kyste hydatique de la rate abandonné à lui-même ? Quels sont les accidents qui peuvent se produire ?

Une des terminaisons les plus heureuses est l'évacuation spontanée de la tumeur. L'ouverture du kyste peut se faire dans trois directions :

1° Vers la peau, mais cela est rare ;

2° Vers la cavité thoracique si le kyste est ascendant; la poche se videra alors par les bronches sous forme de vomique ;

3° Vers l'abdomen, dans l'intestin ou le rectum.

La complication, comme on le voit, est bénigne, mais il n'en est pas toujours ainsi, et, si les adhérences qui existent entre la rate et les organes comprimés ne sont pas solides, des accidents graves, quelquefois mortels, se produiront. En haut, le kyste se videra dans la plèvre ou bien les hydatides envahiront le poumon. En bas, le liquide s'épanchera dans la cavité péritonéale et alors, si le kyste est suppuré, éclatera une péritonite suraiguë rapidement mortelle ; si le kyste ne l'est pas, si le liquide est clair, la péritonite pourra manquer quoiqu'elle soit bien souvent la règle, mais le malade est exposé aux accidents de l'intoxication hydatique, en même temps qu'à l'éclosion, dans un temps plus ou moins rapide, de multiples hydatides filles.

La suppuration des kystes de la rate est une complication assez fréquente. Les causes en sont connues: une inflammation de voisinage, une maladie infectieuse intercurrente (Obs. IX), un traumatisme, un avortement. Quant aux symptômes, ils sont ceux de l'infection, frissons, accès de fièvre, sueurs et une aggravation de l'état général. L'issue est fatale si on n'intervient pas ; le malade meurt de septicémie ou d'une des complications graves qui provoque la rupture de la poche.

La cachexie hydatique ne s'observe pas quand le kyste de la rate est unique. Il faut qu'il coexiste avec d'autres kystes, surtout avec des kystes nombreux de l'abdomen. C'est alors une véritable infection hydatique, l' « hydatidosis péritonéal » de Vegas et Cranwell. Les lésions sont tellement multiples, les organes tellement envahis par les hydatides que leurs fonctions sont gravement altérées et qu'ils finissent par être détruits. L'état général devient rapidement mauvais et les malheureux malades meurent en pleine cachexie. Il est très rare qu'un kyste solitaire de la rate produise de tels effets, ce n'est que quand il est très volumineux que les pertubations profondes dont il est cause dans le fonctionnement des organes peuvent à la longue déterminer la mort.

Assez sombre donc est le pronostic des kystes hydatiques de la rate abandonnés à eux-mêmes, les guérisons spontanées sont assez rares, le plus souvent la terminaison est fatale. Aussi faut-il opérer dès que le mal est diagnostiqué. Sur ce point, nous estimons avec Cornil (1) que « les meilleures voies d'expulsion « naturelle des kystes hydatiques ne valent pas une « opération chirurgicale ».

(1) Cornil, *Journal des conn. médicales*, 26 novembre 1883.

DIAGNOSTIC

Le diagnostic des kystes hydatiques de la rate est difficile; dans certains cas il est impossible.

La rate est évidemment l'organe d'élection des tumeurs de l'hypochondre gauche et, quand nous nous trouvons en présence d'un malade se plaignant d'une tumeur qui s'est développée lentement dans l'hypochondre gauche sans phénomènes réactionnels très appréciables, sans altérer l'état général, nous devons penser, surtout en Algérie, à un kyste hydatique de la rate.

Mais si, bien souvent, le diagnostic de kyste hydatique est exact, celui de kyste de la rate ne l'est pas. L'erreur sera d'autant plus facile que le kyste sera plus abdominal.

Nous allons donc passer en revue les différents kystes qu'il est possible de prendre pour un kyste de la rate, puis les différentes tumeurs spléniques solides et liquides pouvant être confondues avec un kyste hydatique du même organe.

Disons tout de suite que pendant la période de début le diagnostic est impossible. Il est nécessaire pour cela que le kyste ait atteint un certain volume et qu'il forme une tumeur que l'on puisse, si elle n'est apparente, reconnaître par les différents procédés d'exploration.

Quand le kyste évolue vers le thorax, il simule assez bien une affection pleuro-pulmonaire chronique. C'est une méprise qui fut souvent faite. Si nous relisons, en effet, la description que fait le professeur Dieulafoy des symptômes de kystes ascendants, nous voyons que ceux-ci refoulent le poumon, dévient le cœur, qu'ils rendent mat l'hémithorax gauche inférieur, mat ou submat l'espace de Traube, qu'ils déterminent de la gêne respiratoire, des accès d'oppression, des douleurs névralgiques, etc., etc..., tous symptômes que l'on retrouve lors d'un grand épanchement pleural.

Sur quels caractères distinctifs se basera-t-on pour faire le diagnostic? Ce sont des nuances, dit Dieulafoy, qui permettront d'y arriver : « Au cas d'épanchement pleural, le thorax subit une ampliation générale, mais pour déjeter les dernières côtes, pour former une voussure saillante et limitée au thorax inférieur, il faut autre chose qu'un épanchement pleural, il faut une tumeur de l'hypochondre. L'égophonie, la pectoriloquie aphone, le souffle, signes habituels de l'épanchement, manquent ou sont exceptionnels quand les organes thoraciques sont refoulés par un kyste splénique.

Dans les deux cas le cœur peut être fortement

dévié à droite du sternum (1) mais avec l'épanchement pleural les deux mamelons restent sensiblement sur le même niveau, tandis qu'avec le kyste, le mamelon gauche, participant à la poussée qui soulève tous les téguments, se trouve de quelques centimètres plus élevé que le droit.

Ce sont là des détails, des nuances qu'il faut observer minutieusement. Si toutes existent, le diagnostic pourra se faire, si une ou deux manquent, l'incertitude du clinicien sera grande. Nous avons heureusement aujourd'hui un procédé d'exploration précieux qui nous permettra de diagnostiquer à coup sûr; nous voulons parler de la radioscopie. M. Loison (2) a insisté, il y a quelques années, sur les services que peut rendre cette dernière pour le diagnostic des collections suppurées ou non du foie: « Quand un malade, dit-il, est porteur d'une collection intra ou périhépatique amenant une augmentation de la matité du foie, l'auscultation et la percussion laissent souvent dans l'incertitude et on peut se demander si la matité abdominale est due à une suppuration intra ou extrahépatique, ou bien à un épanchement pleural droit. A l'examen radioscopique, si la plèvre est libre, on voit immédiatement apparaître le dôme diaphragmatique. S'il est le siège d'un épanchement, on ne voit pas le contour du dia-

(1) Nous avons cru remarquer que lors d'un kyste ascendant thoracique, le déplacement du cœur se fait suivant une ligne verticale au lieu de se faire sur un plan horizontal, de gauche à droite, comme cela se produit quand il y a épanchement pleural. Le cœur est soulevé en masse vers l'une des aisselles.

(2) *Revue de chirurgie*, avril 1900.

phragme, on aperçoit plus ou moins haut une ligne horizontale ou à légère concavité indiquant la limite supérieure de l'épanchement.

Il en sera du côté gauche comme du droit, du kyste splénique comme de la collection hépatique et, si la radioscopie nous fait percevoir une coupole diaphragmatique, convexe, un peu plus élevée que de coutume (Obs. I), nous pourrons affirmer le diagnostic du kyste splénique.

Parmi les tumeurs liquides abdominales, ce sont celles développées aux dépens du rein gauche et du lobe gauche du foie, que l'on confond le plus fréquemment avec un kyste de la rate.

Les rapports intimes que ces organes ou parties d'organes présentent entre eux, la situation même de l'extrémité gauche du foie et du pôle supérieur du rein, qui sont en quelque sorte logés dans l'hypochondre gauche, expliquent très bien que l'on puisse faire erreur sur le point de départ d'une poche liquide développée en ce point.

Dans les trois cas, le kyste pourra occuper la même situation, plaqué dans l'hypocondre gauche, empiétant sur le flanc l'épigastre et l'ombilic, soulevant le diaphragme, refoulant le poumon, le cœur, déjetant en dehors les dernières cotes. Dans les trois cas, grâce aux adhérences contractées avec le diaphragme, la tumeur suivra les mouvements de la respiration.

Un détail, que seul, le malade peut nous indiquer, car seul il a suivi l'évolution de son mal, c'est le sens dans lequel s'est développée la tumeur, malheureusement, par la faute du patient, il nous manque souvent. Selon, en effet, que la tumeur se sera développée de gauche à droite, c'est à-dire de l'hypochondre vers l'épigastre, ou de droite à gauche, on peut diagnostiquer kyste de la rate ou kyste du foie.

La percussion ne sera pas toujours d'un grand secours, car souvent les matités splénique et hépatique se confondent.

Ce qui pourra encore nous pousser à l'erreur, c'est la rareté des kystes de la rate opposée à la grande fréquence des kystes hépatiques.

L'examen des urines pourrait, dans certains cas, nous renseigner ; d'après Potherat, l'urine dans le kyste du foie contient toujours du pigment biliaire.

La confusion, comme on le voit, entre kyste splénique et kyste du lobe gauche du foie est facile. Nous en publions un exemple dans l'observation VI. Nous en trouvons deux autres dans la thèse de Mortureux (Obs. XV et XVII).

Dans le *Lyon médical* (1) M. le Dr Vincent rapporte l'observation très intéressante d'un kyste hydatique du foie. Il s'agissait d'un malade porteur d'une grosseur siégeant un peu au-dessous des fausses côtes, dans le creux de l'épigastre avec empiètement sur le flanc gauche. M. le professeur Ollier, impressionné par le siège de la tumeur, diagnostiqua tumeur de la rate et institua un traitement approprié, resté d'ailleurs sans effet. Trois mois après, le diagnostic de kyste hydatique du foie fut posé. L'intervention le confirma.

(1) *Lyon médical*, 1904, p. 582.

Les plus célèbres donc s'y sont trompés et nous concluerons avec M. le Dr Vincent, qu'un kyste du foie peut faire penser à une tumeur de la rate, s'il se développe plus particulièrement dans le lobe gauche du foie, à ses débuts.

Si dans l'histoire du malade qui se présente à lui, le praticien relève des troubles urinaires, des crises de coliques néphrétiques suivies d'une émission de vésicules hydatiques, il pourra affirmer le diagnostic de kyste hydatique du rein ; mais dans bien des cas et, en particulier, dans l'observation si intéressante que nous publions ci-dessous, il n'y a ni coliques, ni hydatidurie.

Le ballotement rénal, s'il existe, sera en faveur d'une tumeur du rein, malheureusement il peut très bien exister lors d'un kyste de la rate (Obs. IV), cas de Quénu et Duval (1), de même que Delbet (2), l'avait rencontré du côté droit avec un kyste de la vésicule biliaire.

La percussion ne nous éclairera guère plus. On sait que, quand on percute une tumeur du rein, on trouve une bande sonore due à la présence du colon ascen-

(1) Dans la *Revue internationale de thérapeutique et pharmacologie* (1898), Quénu et Duval rapportent l'observation d'un malade présentant une tumeur de l'hypochondre gauche remontant sous les fausses côtes, descendant jusqu'à la crète iliaque. Elle était fluctuante et la palpation lombo-abdominale donnait nettement le ballotement rénal. Quoiqu'il n'y ait aucun symptôme du côté des reins, le diagnostic était hésitant entre une grosse hydro-néphrose et un kyste hydatique de la rate.

L'opération fit découvrir un volumineux kyste splénique.

(2) *Leçons de clinique chirurgicale.*

dant ou descendant en avant de la tumeur. Tillaux (1) a insisté sur ce signe. Malheureusement le volume d'un kyste rénal ayant envahi l'hypochondre sera tel, que le colon sera aplati entre la paroi et le kyste, ou rejeté sur le côté ; la bande sonore aura disparu. De plus, les tumeurs du rein ne sont pas seules à présenter ce signe, une tumeur de la rate peut aussi le présenter et nous n'en voulons pour preuve que le cas que nous relatons à la fin (Obs. II), où la laparatomie fit découvrir le colon descendant aplati, traversant en écharpe le kyste de la rate. Ces cas sont évidemment exceptionnels, une telle disposition ne s'observe que quand le kyste a pour point de départ la portion rétro-hilaire de la face interne de la rate.

Le diagnostic peut donc être impossible. Nélaton a fait deux fois cette erreur, prenant un kyste de la rate pour un kyste du rein. Potain (2) prit une hydronéphrose pour un kyste splénique; Gérard-Marchant (3), un kyste du rein pour un kyste de la rate.

Dieulafoy rapporte le cas cité par Magdelain (4), d'une jeune fille porteuse d'une tumeur faisant saillie dans l'hypochondre et le flanc gauche, et où le diagnostic était hésitant entre une tumeur rénale ou splénique. A l'autopsie on trouva un kyste du rein.

L'observation (ci-dessus résumée) de Quénu et Duval en est un autre exemple.

A ces nombreux cas, nous ajouterons le cas très

(1) Tillaux, *Traité de chirurgie clinique*,

(2) *Soc. méd. des hôp.*, mars 1874.

(3) *Soc. de chirurgie*, juin 1902.

(4) Magdelain (*loc. cit.*).

intéressant relaté dans l'observation suivante (due à l'obligeance de notre ami, le Dr Sézary) (résumée) :

Malade, âgé de quarante-sept ans, en traitement salle Dupuytren (juillet 1902).

Il y a quelques mois, il ressentit dans l'hypochondre gauche quelques douleurs vagues, sourdes, avec paroxysmes et périodes d'accalmie ; c'est la première fois qu'il crut souffrir de sa rate, dit-il. Deux mois auparavant, il se plaignait de névralgies intercostales gauches. Les phénomènes douloureux sont allés s'accentuant, et aujourd'hui, la station debout et la station couchée lui sont impossibles, il n'est soulagé que quand il est assis.

A l'examen, on constate une voussure au niveau de l'hypochondre gauche; les dernières côtes sont déjetées. La palpation permet de reconnaître une tumeur ovalaire non bosselée s'enfonçant sous les côtes. Elle est abdominale et thoracique. Sa limite inférieure correspond à une ligne passant par l'ombilic, en dedans elle s'étend jusqu'à la ligne blanche. Par le palper lombo-abdominal on obtient le ballotement rénal. Par la percussion, on trouve l'espace de Traube sonore. La tumeur est mate et il ne semble pas qu'il y ait d'anse intestinale entre elle et la paroi.

Elle est rénitente.

En inspectant les différents appareils, on ne trouve rien d'anormal. Il n'y a jamais eu de troubles urinaires.

Le diagnostic est incertain.

Lors de l'opération, on trouve le lobe gauche du foie et la rate refoulés en haut par la tumeur ; son pôle supérieur est donc au contact du foie et de la rate. Elle est très tendue ; le péritoine pariétal la recouvre et l'applique contre la paroi abdominale postérieure. La ponction donne du liquide eau de roche. L'incision permet de reconnaître que le kyste est développé aux dépens de la partie supérieure de la face antérieure du rein gauche. Capitonnage. Sùture de l'incision. Guérison.

Si le diagnostic de tumeur kystique s'imposait, il était très difficile d'indiquer à quel organe elle appartenait. Le ballotement rénal seul était en faveur du rein, mais cela n'était pas suffisant; il manquait le signe de Tillaux, il n'y avait pas eu de troubles urinaires. Le diagnostic complet était impossible.

Le kyste de la rate pourra simuler le kyste de l'ovaire dans deux cas : quand il est pédiculé ou quand il est développé dans une rate ectopiée. Nous nous rappelons avoir observé, dans le service de M. le professeur Vincent un cas d'ectopie splénique simulant à s'y méprendre un kyste dermoïde de l'ovaire (1). On comprend alors très bien que la même erreur puisse être faite avec un kyste inclus dans une rate ptosée. Le toucher vaginal lui-même, si la tumeur est fixée par des adhérences à la sphère génitale, induira en erreur.

James Oliver (2) prit un kyste pédiculé de la rate pour un kyste du ligament large. Péan diagnostiqua le kyste de la rate alors que la tumeur dépendait de l'ovaire.

On pourra aussi confondre un kyste pédiculé de la rate avec un kyste de l'épiploon. Comme ce dernier, il peut être médian, situé sous la paroi, mobile dans tous ces sens, entouré d'une zone sonore l'isolant complètement, tous caractères présentés par un kyste de la rate que nous eûmes l'occasion d'obser-

(1) Observation Vincent Cabannes. *Bulletin médical de l'Algérie*, 1904.

(2) Thèse Cras (Obs. V.)

ver et qui fut diagnostiqué kyste de l'épiploon (Obs. III).

La confusion est moins facile avec un kyste du mésentère. Celui-ci est, en effet, sonore à la percussion grâce aux anses intestinales qui le recouvrent. Quand on est ainsi en présence d'une tumeur à point de départ douteux il est un moyen qui souvent met sur la voie du diagnostic. Placez votre malade en position de Trenledenburg et vous verrez aussitôt la tumeur regagner l'hypochondre si elle dépend du foie ou de la rate.

C'est Hartmann (1) qui a préconisé ce moyen simple pour le diagnostic de certaines tumeurs abdominales. Grâce à la position inclinée, il put rattacher à la rate une tumeur logée dans la fosse iliaque. Nous avons pu nous-mêmes contrôler ce fait (Obs. III). Lorsqu'après la laparotomie, la malade fut placée en position de Trenledenburg, le kyste, jusque là très visible, disparut, et M. le Dr Sabadini fut obligé de l'extraire en quelque sorte de l'hypochondre gauche où il s'était caché.

Après avoir rattaché à la rate la tumeur à diagnostiquer il nous faut en déterminer la nature. Bien souvent ce diagnostic est fait avant de reconnaître que l'organe en cause est la rate. La fluctuation a permis d'affirmer qu'il s'agissait d'un kyste. Mais il peut arriver que cette dernière manque, la coque splénique est trop épaisse pour qu'on l'obtienne, la tumeur semble être, au contraire, tant elle est dure et ré-

(1) *XIe Congrès de l'Associat. franç. de chirurgie*, 1897.

sistante une tumeur solide. Aussi nous faut-il passer en revue les différentes splénomégalies.

« Règle générale, dit Dieulafoy, toutes les grosses rates palustre, leucémique, tuberculeuse, ont une tendance naturelle, due à leur poids et à leur développement, à migrer de l'hypochondre, leur lieu de naissance, vers la cavité abdominale. Toutes forment une tumeur parfois développée dont une partie (la plus petite) est située dans l'hypochondre, et dont l'autre (la plus volumineuse) fait saillie dans l'abdomen.

Si ces caractères sont différents de ceux des kystes à type thoracique, ils sont les mêmes que ceux des kystes abdominaux, aussi nous faut-il distinguer les diverses splénomégalies d'un kyste hydatique de la rate développé dans l'abdomen.

Une des formes de splénomégalies que l'étudiant a très souvent l'occasion d'observer, surtout dans les milieux hospitaliers d'Algérie, est la rate palustre. Il est assez facile de la distinguer d'un kyste hydatique. L'organe hypertrophié conserve sa forme, sa configuration, elle est dure, régulière, sans bosselures. L'évolulion des deux affections diffère notablement. Le kyste évolue lentement, sans fièvre, sans répercussion sensible sur l'état général. La rate palustre grossit, au contraire, en un temps plutôt court, elle est précédée d'accès de fièvre, l'état général est vite altéré, très souvent les paludiques à grosse rate sont en pleine cachexie. La recherche de l'hématozoaire pourra au besoin être faite.

Le diagnostic deviendrait vraiment difficile si, par

une coïncidence possible, le paludique était porteur d'une rate doublement hypertrophiée par l'infection palustre et par un kyste hydatique. La déformation de l'organe pourrait seule aider le clinicien.

La rate leucémique est aussi une grosse rate ; elle est dure, plus ou moins douloureuse, non déformée. L'état général est mauvais, le malade est souvent cachectisé et porteur de tumeurs ganglionnaires au cou, à l'aine, à l'aisselle.

L'examen du sang fera le diagnostic. La leucémie détermine une hypoglobulie, le nombre des globules rouges tombe à 3.000.000, 2.000.000, 900.000 (Dieulafoy).

L'échinococcie s'accompagne habituellement d'hyperglobulie, 6.800.000 globules rouges (Tuffier et Milian).

L'hyperleucocytose est commune aux deux affections, mais l'augmentation est telle dans la leucémie, qu'elle dépasse de beaucoup celle des kystes hydatiques, et qu'elle fera faire le diagnostic.

Comment distinguer une rate tuberculeuse d'un kyste hydatique splénique ? « Les signes différentiels sont les suivants (Dieulafoy) : la rate tuberculeuse est beaucoup plus bosselée que la rate kystique, elle altère bien plus vite la santé, elle est accompagnée d'une hypertrophie du foie et enfin, chose inattendue, elle suscite une telle hyperglobulie, que l'examen du sang décèle jusqu'à 8.000.000 de globules rouges ». Cette hyperglobulie d'ailleurs existe dans l'échinococcie, comme nous le dirons plus loin.

L'épithélioma primitif de la rate est excessivement

rare. Décrit par Gaucher, en 1882, il a été repris par Debove sous le nom de « splénomégalie primitive ». L'état général du malade est vite compromis, la cachexie est rapide ; le foie est gros, la rate est volumineuse, mais « sa surface et ses contours ne présentent ni la déformation ni les saillies de la rate kystique ».

Nous avons reconnu que la tumeur était splénique, qu'elle était liquide. Sur quels caractères allons-nous nous appuyer pour porter le diagnostic du kyste hydatique ?

On admet généralement quatre variétés de kystes spléniques :

1° Les kystes séreux ;
2° Les kystes séro-sanguins ;
3° Les kystes purulents ou abcès de la rate ;
4° Les kystes hydatiques.

Cliniquement on ne peut distinguer un kyste hydatique d'un kyste séreux ou séro-sanguin. L'évolution et la symptomatologie sont à peu près les mêmes. Ils ne diffèrent que par leurs caractères histologiques. L'examen du liquide trancherait la question ; mais comment l'obtenir sinon en opérant, car il ne faut pas songer un seul instant à la ponction qui doit être rejetée aussi bien comme moyen d'exploration que comme moyen thérapeutique.

Un renseignement précieux nous sera fourni par le frémissement hydatique, malheureusement c'est un signe si inconstant.

L'examen du sang pourra nous être utile.

Sabrazès (1) Tuffier et Milian (2) ont insisté sur la valeur diagnostique de l'éosinophilie dans l'échinococcie.

Dans la suite Memmi (3), Darguin et Tribondeau (4) publièrent le résultat de leurs recherches qui confirmaient l'opinion des précédents.

En février 1902, Tuffier et Milian revenaient sur cette question et essayaient de dégager la formule hématologique des kystes hydatiques. D'après eux l'échinococcie déterminerait :

1° Une hyperglobulie (jusqu'à 6.882.000 hématies) ;

2° Une hyperleucocytose (10 à 5.000 globules blancs) ;

3° Une éosoniphilie variant de 4 à 8 p. 100.

Nous nous sommes occupés il y a trois ans de la même question et avons examiné le sang d'une trentaine de malades atteints de kystes hydatiques. Nos recherches nous ont amené aux conclusions suivantes :

1° L'hyperglobulie est plutôt l'exception que la règle. Elle a atteint une fois 7.444.000 globules rouges ;

2° L'hyperleucocytose est presque constante, elle peut varier de 6.200 à 18.000 leucocytes ;

3° L'éosinophilie se rencontre assez souvent (elle

(1) *Congrès de Lille*, 1899.
(2) *Bull. Soc. anat.*, avril 1901.
(3) *Cong. Soc. ital. méd. int.*, octobre 1901.
(4) *Bull. Soc. Biologie*, novembre 1901.

varie de 3 p. 100 à 18 p. 100), c'est la réaction la plus constante.

L'examen du sang pourra donc être utile au point de vue diagnostic. L'éosinophilie n'est pas fonction de l'échinococcie, mais son existence sera un signe de plus en faveur de la nature hydatique du kyste.

TRAITEMENT

Le traitement chirurgical des kystes de la rate a bénéficié des nombreux travaux parus ces dernières années sur celui des kystes hydatiques en général, de ceux du foie en particulier.

Il a fait lui aussi l'objet d'études spéciales et je ne ferai que rappeler les thèses de Vanverts et de Driancourt, le rapport de Février, un article de Villar dans le *Journal de médecine de Bordeaux*, etc... (voir Chap. Historique).

Ce qui nous a frappé dans cette étude, est de voir que, pour la plupart, les auteurs se sont attachés à choisir parmi les différentes méthodes aujourd'hui admises, un procédé dont ils ont voulu faire le procédé de choix à l'exclusion presque complète des autres.

Ce n'est pas ainsi, croyons-nous qu'il faut comprendre la question. Les kystes hydatiques de la rate sont, en effet, loin de tous se ressembler, leurs caractères sont très variables. Les uns sont volumineux, énormes, les autres de dimensions moyennes, les uns fixes, les autres mobiles, inclus dans la rate ou pédiculés, cachés derrière les côtes ou tombés dans l'abdomen, les uns intacts, les autres suppurés, dans un cas l'état général sera bon, dans l'autre précaire. Ce sont tout autant de facteurs dont le chirurgien doit tenir compte. Et quelque soit le procédé employé, les résultats pourront en être bons, s'il répond à la variété de kyste à opérer.

Nous ne ferons que mentionner pour mémoire la ponction. Elle a aujourd'hui vécue. Malgré sa simplicité et sa rapidité, malgré les guérisons, dont quelques unes définitives, qu'on a obtenues avec elle, ce procédé est aveugle, souvent inutile et inefficace, plus souvent encore dangereux comme le prouve la liste déjà longues des accidents quelquefois bénins, presque toujours graves, mortels même dans certains cas. Comme le dit Segond (1) il y a tout avantage en pratique à négliger les faits de guérison par ponction ou même à les oublier de parti pris.

Quant à la ponction suivie d'injection de liquide parasiticide elle est passible des mêmes reproches que la ponction simple et est peut-être même plus dangereuse.

L'incision franche du péritoine est la meilleure méthode. « Elle permet, dit Février, d'explorer le kyste et de le traiter d'après sa forme, son volume et ses rapports. »

(1) *Traité de chirurgie*, Duplay et Reclus.

Le péritoine ouvert le chirurgien à le choix entre :

1° L'incision et la marsupialisation ;
2° L'incision sans drainage ;
3° L'incision sans drainage avec capitonnage ;
4° L'extirpation du kyste ;
5° La splénectomie.

1° L'incision avec marsupialisation a été longtemps et est encore une méthode très employée. Elle a de nombreux partisans, mais aussi de sérieux adversaires. Elle se faisait autrefois en deux temps, on l'a simplifiée depuis, elle ne se fait plus qu'en un seul temps. Nous ne reviendrons pas sur la technique opératoire.

Ce sont surtout ses résultats éloignés qui font d'elle une méthode imparfaite. Voici quels sont les principaux reproches qu'on peut lui faire :

1° La lenteur de la cicatrisation de la poche, qui doit se combler par bourgeonnement ;

2° Des fistules parfois interminables, une suppuration si longue qu'elle épuise l'organisme et conduit le malade à une cachexie, dans quelques cas mortelle ;

3° La possibilité de négliger d'autres poches, si le kyste est multiloculaire, — la possibilité d'une éventration.

Ces reproches sont, en effet, assez fondés ; le dernier le sera désormais moins, puisque, grâce aux infections intrakystiques de formol, on peut diminuer sensiblement la longueur et l'incision abdominale. Quénu (1) a, en effet, préconisé récemment les petites ouvertures dans les kystes hydatiques du foie, possibles grâce à une injection de formol qui pénètre par osmose dans les vésicules filles et les tue ;

2° L'incision sans drainage est encore appelé procédé de Thornton Billroth. Il consiste à inciser le kyste, à le vider, et à laver la membrane adventive avec une solution modificatrice après avoir enlevé l'hydatide. Puis on referme, soit en ayant soin de fixer le sac kystique à la paroi abdominale en prévision d'une suppuration possible, soit, comme nous l'avons vu faire plusieurs fois par notre maître, M. le professeur Vincent, en abandonnant le kyste après la suture de l'orifice.

Si le kyste se met à suppurer, et c'est là un danger dans cette opération si simple, des adhérences ont le temps de se produire et de protéger le péritoine.

Stirling (2) a opéré ainsi un kyste de la rate. M. le professeur Vincent a employé cette méthode pour une de nos malades (Obs. II) (3). Les deux cas ont été suivis de succès.

La suppuration du kyste est une contre-indication absolue.

3° Delbet, au lieu de refermer purement et simplement le kyste en laissant une cavité plus ou moins grande, essaya de la rétrécir le plus possible en en accolant

(1) *Soc. de chirurgie*, 23 et 30 novembre 1904.

(2) Obs. XIX, thèse Baraduc.

(3) Le kyste fut lavé avec une solution de sublimé à 1 p. 1000 à défaut de formol.

les parois, c'est ce qu'on appelle le capitonnage. Ce procédé donne de bons résultats. Delbet l'a employé une fois avec succès pour un kyste de la rate (1), malheureusement il n'est pas applicable quand le kyste est suppuré et quand ses parois sont calcifiées ; ce sont deux contre-indications formelles que Delbet lui-même reconnaît. Il est aussi d'une application difficile, quand le kyste est caché derrière les côtes au contact de la voûte diaphragmatique.

Ce procédé dans les cas de kystes spléniques à enveloppe mince peut encore présenter un danger. Une condition nécessaire pour le capitonnage est que l'aiguille prenne, pour les accoler, une certaine épaisseur des parois, de crainte de les déchirer ; il faut donc que ces parois soient assez épaisses, sinon l'aiguille, dans la profondeur surtout, peut traverser de part en part la coque trop mince du kyste et perforer une anse intestinale cachée, et accolée à la partie postérieure de la tumeur ; accident grave et difficile à éviter.

4° L'extirpation et l'énucléation constituent véritablement le traitement idéal, seules elles peuvent donner une guérison radicale sans priver l'organisation d'un viscère utile. Ce sont malheureusement deux procédés d'exception.

Le premier ne peut être employé que si le kyste est pédiculé. Quant au second, il présente de grandes difficultés et de vrais dangers. Ses indications sont limitées : « Elle ne peut s'adresser, dit Février,

(1) Thèse Baraduc. Obs. XXIII.

qu'aux cas où le kyste est plutôt juxta-splénique. » La séparation du kyste par décollement met à nu une surface cruentée qui saigne abondamment.

Si l'on sépare le kyste par une section franche, on fait une splénectomie partielle. L'hémorrhagie sera abondante et si, dans certains cas, on peut s'en rendre maître, dans d'autres, elle sera très difficile à arrêter. Quant aux sutures, on sait combien elles tiennent peu dans un tissu aussi mou et aussi friable que le tissu splénique.

5° Reste la splénectomie. Les avis à son sujet sont très partagés. Besnier, Blum, Casanova et Poulet, Chauvel et Tachard (1), Cras, Mortureux, Roche, estiment que c'est une opération dangereuse et grave, et qu'il existe des moyens plus faciles de traiter avec succès les kystes de la rate.

Trinkler ne la recommande que quand la rate est libre.

Péan (2) trouve la splénectomie préférable à la splénotomie. Il l'a employée une fois avec succès.

Hahn, Winckel, Vanverts, Jonnesco, la considèrent comme le procédé de choix. Jordan estime que la splénectomie est préférable à la méthode conservatrice en raison de l'incertitude du drainage et du danger d'oublier des kystes secondaires.

Fevrier n'en est partisan que dans certains cas.

Hartmann préconise la splénectomie quand le kyste est développé dans une rate ectopiée et mobile (XIe Cong. Associat. franç. chirurgic. 1897).

(1) *Bull. et Mém. de la Soc. de chirurgie de Paris*, 1889.

(2) *Diagnostic et traitement des tumeurs de l'abdomen*, 1880.

La splénectomie a un grand avantage ; elle assure une guérison rapide et radicale. Avec elle, disent Villar et Jordan, on ne risque pas de laisser un ou plusieurs kystes qui passent inaperçus et continuent à évoluer, avec elle pas de récidive possible.

Par contre, elle a un grand inconvénient. Elle fait disparaître la rate et prive l'individu d'un organe qui a sûrement sa raison d'être.

Il est certain que, quand la rate a été détruite par le kyste, non seulement physiologiquement, comme le dit Jonnesco (1), mais encore histologiquement, il n'y a aucun inconvénient à pratiquer la splénectomie, mais, quand la rate est partiellement atteinte, quand il reste du tissu sain et que ce tissu est hypertrophié, nous sommes en droit de nous demander si le chirurgien ne doit pas respecter l'organe. Il le doit d'autant plus, semble-t-il, que cet organe se défend et que, pour suppléer à ses fonctions menacées, il s'hypertrophie.

Quoique le rôle de la rate ne la place pas au rang des plus nécessaires, il est établi aujourd'hui que ses fonctions sont multiples. On sait, depuis les travaux de Landenback(2), que « cet organe aide à la formation de l'hémoglobine, à la maturation des globules rouges et que l'activité compensatrice de la moëlle osseuse n'est pas suffisante à remplacer la fonction éliminée de l'organe ».

La rate est la plus importante des glandes vascu-

(1) Congrès de Moscou.

(2) *Archives de physiologie normale et pathologique*, 1896.

laires sanguines; par le fer qu'elle renferme, elle joue un rôle d'entretien.

MM. Gachet et Pachon (1) considèrent la rate comme un organe à sécrétion interne, dont la fonction pancréatogène la rend presque indispensable à la digestion.

La rate a aussi très probablement un rôle dans la défense de l'organisme contre les intoxications, mais dit Beau (2), il est difficile pour le moment de le définir et de chercher à en élucider la nature.

M. le Dr Charrin (3) a, il y a quelques jours, pris, en termes éloquents, la défense de la rate.

Avec M. Moussu il est parvenu à dégager un nouvel attribut de cet organe.

« Dans la rate, dit-il, l'hémolyse, en disloquant les globules, met en liberté des éléments pigmentaires, potasse, fer, soufre, etc.; ceux-ci, par la veine porte, se rendent à la cellule hépatique, qui les métamorphose en composants biliaires, lesquels s'éliminent par l'intestin. Si la rate fait défaut, les mêmes produits sont livrés à la circulation par les ganglions; mais de ces derniers, ils ne vont pas au foie, à l'émonctoire. Au lieu d'être éliminés au dehors par la bile, ils sont susceptibles d'encombrer les tissus. Or, nul n'ignore à quel degré certain de ces corps, tels que pigments, potasse, etc., devenus libres, solubles, sont parfois nuisibles ».

(1) *Archives de physiologie normale et pathologique*, 1898.
(2) Thèse Lyon, 1902.
(3) *La Semaine médicale*, 1904.

Voilà donc un ensemble de fonctions qui démontrent l'utilité de la rate. Sans vouloir être trop conservateur, nous pouvons dire que, malgré que la disparition de ce viscère ne soit pas mortelle, qu'elle ne soit même pas cause de troubles graves dans le fonctionnement des principaux organes, que l'homme puisse vivre sans elle, grâce sans doute aux suppléances qui s'établissent aussitôt, nous pouvons dire que le devoir du chirurgien est de conserver la rate chaque fois qu'il la juge encore utile. La splénectomie ne peut donc être considérée comme l'opération idéale.

La splénectomie en elle-même n'est pas une opération très grave. La mortalité n'est pas très élevée. Nous avons pu réunir quarante-cinq cas (dont dix-huit de Vanverts, deux de Villar, un de Dieulafoy, trois de Driancourt, dix-sept de Jordan, un de Hartmann, deux personnels (Obs. I-V), et un de MM. Poncet et Delore (Obs. XV), avec quarante guérisons et cinq morts, soit une proportion de 11,1 p. 100.

La splénectomie sera d'exécution facile quand le kyste sera mobile et libre de toutes adhérences.

Ces dernières constituent une contre-indication absolue. Si elles sont peu nombreuses, faciles à déchirer, l'opération est possible ; mais si elles sont solides, résistantes; s'il existe une véritable symphyse entre la rate et les organes voisins, les difficultés sont presque insurmontables et l'opérateur n'en viendra à bout qu'au prix de délabrements graves, tels que déchirure du diaphragme, ouverture de la plèvre, hémorrhagie en nappe très étendue, difficile, pour ne pas dire impossible, à arrêter. L'opération sera très longue, le schock considérable. Dans de tels cas, la splénectomie devra être complètement abandonnée et remplacée par l'incision.

OBSERVATIONS

OBSERVATION I (personnelle)

Kyste hydatique de la rate. — Type ascendant. — Petit kyste de l'épiploon. — Splénectomie. — Guérison.

Mlle B... entre à l'hôpital, salle Andral, dans le service de M. le Dr Rey, suppléé par M. le Dr Denis. Elle est envoyée par M. le Dr Leblanc avec le diagnostic de kyste hydatique de la rate.

M. le Dr Leblanc avait eu l'occasion de l'examiner deux fois. La première, en présence de l'amaigrissement, de la fatigue et d'une douleur dans le côté gauche du thorax, il avait conclu à une anémie prononcée. Quinze jours après, la malade revint accusant les mêmes symptômes augmentés depuis quelques jours d'accès de fièvre. Ceux-ci ne semblaient pas être d'origine palustre, quoique depuis un mois la malade habitât une région malarique. Ayant fait dévêtir la jeune fille, il constata une voussure à la base gauche du thorax ; celle-ci était mate et la matité se continuait dans l'hypochondre et la région lombaire. La palpation permettait de reconnaître une tumeur fluctuante donnant à la percussion brusque un frissonnement caractérisé.

Pensant à un kyste hydatique de la rate avec périsplénite,

cause de la fièvre accusée par la malade, il envoya cette dernière à l'hôpital.

Celle-ci est une jeune fille de vingt-huit ans, amaigrie et très anémiée. Dans ses antécédents personnels, nous relevons une fièvre typhoïde à l'âge de dix ans et, quelques années après, des accès de fièvre palustre (forme tierce) qui durèrent trois mois et que le médecin de l'endroit (Djelfa) traita par le sulfate de quinine.

Dès l'âge de treize ans, elle ressentit du côté gauche du thorax une douleur s'étendant de l'épaule au flanc. Celle-ci n'a jamais disparu depuis ; elle est intermittente, disparaît pendant un certain temps pour reparaître assez violente surtout à l'occasion d'un effort, d'une émotion. Depuis très longtemps donc la malade se plaint de son côté gauche et depuis quelque temps les douleurs sont plus vives et plus continues.

Ce qui frappe à l'examen, c'est une voussure assez nette, de profil comme de face, soulevant les six dernières côtes. Elle ne s'étend pas en bas du côté du flanc, elle est thoracique ; en avant, la partie supérieure du muscle droit est soulevée.

A la palpation, on note une défense assez marquée de ce dernier et, immédiatement en dehors de lui, on perçoit une tumeur assez dure qui semble s'amincir vers l'extrémité inférieure. On ne la mobilise pas, elle suit les mouvements du diaphragme.

La percussion nous fait délimiter une zone de matité bordée en dedans et en avant par la sonorité stomacale, atteignant en haut le cinquième espace intercostal et dépassant en bas d'un bon travers de doigt le rebord des fausses côtes ; en arrière, elle se prolonge dans la région lombaire et se confond avec la matité de la masse musculaire.

Quand on déprime les côtes on a la sensation d'une masse fluctuante, mais ce qui est frappant, c'est le frissonnement le frémissement liquide que donne la percussion brusque, et qui, par instants, est si net qu'il nous porte à confirmer le diagnostic posé par M. le Dr Leblanc.

Les espaces intercostaux sont mobiles ; quant au cœur, il ne paraît pas dévié.

Tous ces caractères restent les mêmes que la malade soit assise ou couchée; la tumeur semble être fixée.

L'examen radioscopique permet de constater que toute la région correspondante de l'hypochondre gauche est sombre et que la coupole diaphragmatique gauche qui se trouve sur le même plan que la droite, est plus élevée qu'elle ne l'est normalement. Ceci est dû à l'action de la tumeur splénique qui refoule en haut le diaphragme.

La région rénale est libre. On ne sent pas le rein ; d'ailleurs l'absence de tout trouble urinaire peut faire écarter une tumeur de ce dernier organe.

A l'auscultation du poumon gauche, on note une diminution du murmure vésiculaire. M. le Dr Leblanc avait constaté un léger épanchement pleural à la base.

L'examen du sang donne :

G R. . . =	4 060 000	Poly . . . =	7 p. 100
G B. . . =	5 400	Mono. . . =	24
		Eo . . . . =	5

Outre la tumeur splénique, on en trouve, dans la fosse iliaque droite, une autre petite, dure, arrondie, mobile, probablement un autre kyste, celui-là péritonéal.

Le 24 septembre, M. le Dr Denis opère la malade.

Laparotomie médiane sus-ombilicale. L'incision permet d'apercevoir, en partie cachée par l'estomac, une rate volumineuse, bleuâtre, ressemblant à première vue à une grosse rate paludique, mais en la palpant on reconnaît qu'elle est fluctuante, qu'elle constitue un énorme kyste difficilement accessible et que seule la splénectomie permettra d'obtenir.

M. le Dr Denis déchire assez péniblement les adhérences qui relient la rate à la coupole diaphragmatique. La tumeur peut alors être amenée à l'ouverture abdominale. Le pédicule splénique est lié ; ce dernier, chose curieuse, est *composé de vaisseaux de calibre très réduit.*

La tumeur iliaque est enlevée. C'est un petit kyste hydatique de l'épiploon, adhérent au bord antérieur du foie et à une anse intestinale.

La rate forme une grosse masse à peu près cylindrique, légèrement étranglée à la partie moyenne par un sillon circulaire. Elle mesure 25 centimètres de hauteur et 40 centimètres de circonférence. Son pôle supérieur est arrondi, lisse ; l'inférieur est aminci, pointu, comme l'est normalement le pôle inférieur de la rate.

La section donne issue à un liquide transparent, eau de roche, *sans aucune hydatide* (environ un litre). On constate alors que le kyste était intra-splénique et développé aux dépens de la moitié supérieure de l'organe, qu'il avait refoulé tout autour de lui le tissu splénique et qu'au moment de l'opération il occupait la presque totalité de la rate, sa coque étant faite d'une lame très amincie de tissu sain remplacé par endroits par du tissu du sclérose, comme le prouvent les plaques gris blanchâtre que l'on aperçoit en certains points. Les seules parties de la rate qui aient conservé une certaine épaisseur eu même temps que leur forme normale sont le bord antérieur dans sa moitié inférieure seulement et le pôle inférieur. Ces parties intactes *n'ont pas subi d'hypertrophie*, contrairement à ce qui se passe habituellement. Cette particularité semble être en rapport avec la quasi-atrophie des vaisseaux spléniques (comme nous l'avons noté plus haut).

Nous regrettons beaucoup de ne pas avoir examiné spécialement l'état du système ganglionnaire de la malade.

Les suites de l'opération furent normales. La malade, que nous avons revue dernièrement, est en bonne santé.

Un deuxième examen du sang fait quinze jours après donne les résultats suivants :

G R = 3.200.000	P = 61 p. 100
G B = 6.300	M = 18
	M = 13
	E = 8

soit une diminution des globules rouges et une augmentation des globules blancs.

Troisième examen un mois après l'opération :

G R =	3.000.000	P =	47 p. 100
G B =	6.000	M =	31
		M =	5
		E =	17

Quatrième examen, quarante-cinq jours après l'opération :

G R =	4.012.500	P =	57 p. 100
G B =	6.000	M =	30
		M =	3
		É =	10

Ces chiffres se rapprochent beaucoup de ceux du premier examen. Le sang a presque repris sa morphologie normale. Seule l'éosoniphilie persiste.

OBSERVATION II (personnelle)

(Prise dans le service de M. le Dr VINCENT)

Kyste hydatique développé dans une rate ectopiée. Incision avec suture sans drainage.

La nommée V..., Pauline, est admise salle Bouillaud, dans le service de M. le Dr Scherb, le 20 février 1905.

C'est une femme de quarante-deux ans, mariée, mère de trois enfants bien portants, présentant elle-même toutes les apparences d'une excellente santé.

Ses antécédents morbides sont négatifs, sauf cependant des accès de fièvre palustre (forme tierce), il y a dix ans, qui durèrent plusieurs mois et disparurent par la quinine. Depuis cette époque, elle n'a plus jamais eu d'accès de paludisme.

Il y a deux ans, au cours d'un voyage en mer, elle ressentit, à la suite d'efforts de vomissement, une douleur assez vive dans le côté gauche et s'aperçut, en même temps, en appliquant la main sous les fausses côtes, de la présence d'une grosseur du volume d'une mandarine.

Depuis ce jour, la tumeur est allée en grossissant, la gêne des premiers temps s'accentuant de jour en jour, faisant place ensuite à des douleurs peu marquées d'abord, mais qui allèrent en augmentant d'intensité. Elles ne sont pas continues, elles apparaissent quand la malade, occupée par son travail, est restée debout un certain temps, quand elle est couchée sur l'un des côtés. Son ventre a grossi sensiblement, est devenu pesant et l'incommode par son volume; aussi s'est-elle décidée à entrer à l'hôpital.

L'abdomen, à l'examen, est gros, sans exagération cependant, surtout pour une femme qui a eu plusieurs grossesses. Il y a une asymétrie manifeste, le côté droit est plus aplati que le gauche que soulève la tumeur. Les dernières côtes sont déjetées.

La tumeur est nettement splénique. Quoique déformée, la rate est reconnaissable. L'exploration en est facile grâce à la ptose marquée de l'organe qui, en même temps qu'ectopié, est basculé. Son grand axe est oblique en bas et à droite. Son pôle inférieur se sent nettement un peu à droite de l'ombilic. Sa face externe costale est devenue antérieure. Sur celle-ci, un sillon vertical qui la divise en deux parties : une droite peu étendue, dure, correspondant au pôle inférieur de la rate ; une gauche, beaucoup plus grande, qui bombe sous la paroi et offre une sensation de résistance liquide, une véritable rénitence.

En contournant le pôle inférieur, la main arrive sur la face interne et est arrêtée par une saillie arrondie, qu'on ne sent qu'en partie, le reste étant profondément situé. En saisissant la tumeur, une main appliquée sur cette saillie, l'autre sur la région lombaire, on sent bien la fluctuation.

Le pôle supérieur est inaccessible car la rate s'enfonce

sous les fausses côtes. La tumeur est peu mobile, elle est aussi peu mobilisable ; elle reste à la même place quand on fait asseoir la malade ou quand on la fait coucher sur le côté droit. Des adhérences doivent la retenir par son pôle supérieur ; elle suit bien, d'ailleurs, les mouvements respiratoires.

Mate à la percussion dans toute son étendue, elle occupe le flanc et l'hypocondre gauches, empiétant en arrière sur la région lombaire, en avant sur l'ombilic, en bas sur la fosse iliaque.

L'exploration est un peu douloureuse.

Le frémissement hydatique qui paraît, au premier abord, ne pas exister, s'obtient cependant assez net, mais en un point limité et constant de la tumeur.

Les autres organes sont sains et occupent leur place normale ; aucun trouble digestif, les digestions se font bien, pas de constipation, pas de troubles urinaires.

En résumé, avec M. le Dr Scherb, nous pensons, vu l'évolution lente de la tumeur, le bon état général de la malade, à un kyste hydatique développé dans une rate ectopiée, arrêtée dans sa chute par des adhérences, kyste soulevant la face externe et faisant une saillie nette du côté de la face interne.

L'examen du sang pratiqué par M. le Dr Murat, donne :

P. = 74 p. 100
M. = 6 —
m. = 14 —
É. = 6 —

La malade est évacuée dans le service de M. le Dr Vincent, professeur de clinique chirurgicale.

Il porte le diagnostic de kyste hydatique de la rate.

Opération le 2 mars 1905.

Laparotomie sur le bord externe du droit antérieur, au niveau de la tumeur qui forme une saillie plus prononcée, la malade étant anesthésiée.

Le péritoine incisé, on découvre la tumeur sur le côté gauche de laquelle est appliqué, très adhérent, le côlon descendant. Après une ponction exploratrice, on vide le kyste avec l'aspirateur de Potain. On retire 2 litres de liquide eau de roche. La poche est incisée, on traverse une mince couche de tissu splénique sclérosé, le bistouri ayant sectionné deux extrémités du tissu sain qui saigne un peu. La poche est attirée en partie au-dehors. On reconnaît alors que le kyste s'est développé en plein tissu splénique rejetant le pôle inférieur en bas et à droite, le pôle supérieur en haut et vers la ligne médiane. Ce qui reste de la rate ne semble pas hypertrophié. Le parenchyme splénique a été, au contraire, en grande partie détruit.

La membrane hydatide est enlevée entière. On lave la cavité de la poche avec une solution de sublimé au 1/1000e, puis, après l'avoir bien séché, on ferme l'orifice au catgut.

Suture des différents plans de la paroi abdominale.

La malade est actuellement en pleine voie de guérison.

OBSERVATION III (inédite)

(Due à l'obligeance de MM. Sabadini et Cabannes)

Kyste hydatique du pôle inférieur de la rate. — Résection de la tumeur après ponction. — Guérison.

Il s'agit d'une jeune femme de vingt-quatre ans dans les antécédents héréditaires et personnels de laquelle nous ne relevons rien de particulier.

Il y a quatre ans environ, elle s'aperçut de la présence d'une tumeur grosse comme un œuf siégeant dans le flanc droit. Celle-ci était absolument indolore même à la pression et ne la gênait point. La malade vécut ainsi longtemps avec cette tumeur sans en être autrement incommodée. Ce n'est que ces derniers mois que le ballottement incessant de cette grosseur sensiblement augmentée de volume finit par déterminer une véritable gêne. La malade obligée de se coucher se décida à entrer à l'hôpital où elle fut placée salle Lisfranc dans le service de M. le Dr Sabadini.

A ce moment l'état général de la malade était bon.

A l'examen, la malade étant dans le décubitus dorsal, on sent nettement la tumeur à travers la paroi abdominale. Elle est régulière, du volume d'un gros poing. Dure et résistante à première vue, il semble cependant en la palpant soigneusement qu'elle est fluctuante. A la percussion, la tumeur, qui semble être immédiatement sous la paroi, est *mate*.

Cette tumeur siège dans le flanc droit, s'étend en bas jusque dans la fosse iliaque et atteint presque la ligne médiane en dedans. Fait-on asseoir la malade, la tumeur s'efface sous la contraction des muscles de la paroi. Ce qui la caractérise, c'est son extrême mobilité et la facilité avec laquelle on la fait promener dans la cavité abdominale lui en faisant occuper toutes les parties. Ces mouvements sont comme on le voit très étendus. Quand on la laisse libre, elle vient tout naturellement se replacer dans le flanc droit.

Le diagnostic est incertain. La tumeur semble kystique. De quel organe dépend-elle? Dépend-elle du mésentère? Est-ce un kyste pédiculé à point de départ hépatique, splénique? S'agit-il d'un kyste de l'ovaire? Dans ce dernier cas il faudrait admettre que le pédicule est très long car par le toucher vaginal on sent nettement l'existence d'une inflammation bilatérale des annexes avec tumeur salpingienne fluctuante à droite mais la sphère des organes génitaux internes semble étrangère à la tumeur en cause. M. le Dr Sabadini pense plutôt, en présence de la mobilité de cette dernière et des renseignements que donne la percussion, à un kyste de l'épiploon.

La malade fut opérée par M. le Dr Sabadini. Laparotomie médiane sous-ombilicale. Sitôt la patiente mise en position de Tredelenburg, la tumeur tombe dans l'hypochondre gauche;

amenée à l'ouverture abdominale, on voit qu'il s'agit d'un kyste développé aux dépens du pôle inférieur de la rate.

Après protection soigneuse de la séreuse péritonéale, le kyste est ponctionné et vidé. Le liquide eau de roche qui s'écoule et la membrane hydatide extirpée ne font aucun doute sur sa nature. La poche est ensuite réséquée presque en totalité ; on ne laisse que la partie adhérente à la rate, la collerette restante est soigneusement refermée en bourse de façon à l'isoler complètement de la cavité péritonéale.

Ce kyste ne dépendait de la rate que par un prolongement qui s'enfonçait comme un coin dans le tissu splénique sur une profondeur de quelques centimètres. La rate n'avait subi aucune altération dans sa forme, elle présentait un certain degré de ptose.

La guérison se poursuivit normalement.

OBSERVATION IV.

(Extrait du *Bulletin médical de l'Algérie*, novembre 1904)

Kyste hydatique volumineux de la rate.

M. Scherb présente un malade indigène qui entra à la salle Broussais, en juillet 1904, porteur d'une volumineuse tumeur occupant le flanc gauche et donnant une matité continue commençant, en bas, à la crête iliaque gauche, s'étendant à deux travers de doigt à droite du sternum et ayant sa limite supérieure au bord inférieur de la deuxième côte gauche (voir fig. III).

La ligne blanche avait laissé passer au-dessus du nombril une légère hernie épiploïque. L'espace de Traube était absolument mat ; le cœur refoulé en haut et à droite avait sa pointe battant sous la deuxième côte, à deux travers de doigt du bord gauche du sternum. Il était impossible de se rendre compte si cette tumeur unie, lisse par le palper abdominal, ne présentant point l'encoche caractéristique du bord antérieur de la rate, suivait les mouvements respiratoires. Elle donnait, par la manœuvre du ballottement rénal, la sensation d'une tumeur fixe, enclavée sous les côtes. Elle déterminait en avant les signes classiques d'un épanchement, En arrière, ces signes étaient moins nets. Il était possible, par la recherche du ballottement rénal, de percevoir de la fluctuation. Le diagnostic posé avant nous était : « rate paludéenne, cachexie ».

Cependant cet état cachectique n'était pas manifeste, il n'y avait aucune enflure des jambes, le foie paraissait normal, l'individu avait conservé toute sa vigueur, tout son appétit, il n'avait aucun symptôme urinaire ni d'ictère. N'était la gêne que lui causait cette énorme tumeur ; la déformation de son ventre et de son hémithorax gauche ; n'étaient « les douleurs intercostales, scapulaires, abdominales, avec tiraillements et pesanteur... quelques troubles dyspeptiques », et la fièvre qui avait depuis quelques jours fait son apparition en même temps que la tumeur semblait s'être brusquement accrue, cet homme eût passé facilement pour un individu sain, tant il avait conservé sa force, et son aspect donnait peu l'impression d'un cachectique. Il n'y avait pas de troubles dyspnéiques, en dépit du refoulement des organes thoraciques vers la droite.

L'examen des urines ne décela rien d'anormal ; la température donnait une courbe caractéristique d'une infection atténuée, 38°5 le soir ; mais l'individu fut bientôt dans l'obligation de garder le décubitus latéral gauche à raison de la pesanteur et des tiraillements douloureux qu'il ressentait.

L'examen du sang, pratiqué le 13 juillet par M. Murat, donna des renseignements des plus intéressants :

G R	4.320.000
G B	9.000
Polynucléaires	71 p. 100
Mononucléaires . . .	11 —
Lymphocytes	12 —
Éosinophiles.	6 —

J'ai pu établir, sur ces données cliniques, et sur la présence des éosinophiles, le diagnostic de kyste hydatique de la rate, et à raison de la dureté ligneuse des limites antérieures et inférieures de la tumeur, je pensai à un kyste à *type ascendant*, selon la nomenclature de Dieulafoy. Je ferai cependant remarquer que si la tumeur kystique paraissait s'être développée vers le thorax, repoussant le diaphragme, refoulant le poumon, déviant le cœur, déjetant les côtes, son développement était tel qu'elle avait déformé non seulement l'hypocondre gauche, mais s'étendait jusque dans la fosse iliaque gauche, provoquant une voussure de toute la partie gauche de l'abdomen. En réalité, il s'agissait d'un type mixte, à la fois ascendant et descendant, qui par sa rareté, ses proportions gigantesques, avait échappé à la description aujourd'hui classique de Dieulafoy. Je crois inutile d'insister sur les caractères cliniques et étiologiques qui séparaient cette tumeur splénique d'une grosse rate palustre, leucémique, tuberculeuse ou idiopathique.

La fièvre ne pouvant être rapportée qu'à une infection du kyste, j'adressai le plus tôt possible le malade à mon collègue, M. Goinard, pour qu'il l'opérât sans tarder, avec le diagnostic de volumineux kyste hydatique de la rate, probablement infecté.

Opération par M. Goinard.

Anesthésie à l'éther. Incision verticale dans la région du flanc gauche, au point de plus saillant de la tumeur. Après incision de la paroi, le péritoine étant protégé par des compresses, la poche est ponctionnée avec le gros trocart à ovariotomie, puis l'orifice de la ponction est élargi au bistouri et les lèvres de la section suturées à la plaie.

La quantité de liquide écoulé peut être évaluée à une dizaine de litres. Cette première ouverture ne paraissant pas suffisaute pour un drainage efficace, je pratiquai une incision transpleurale, après résection de la dixième côte et suturai le diaphragme à la plaie thoracique. Un drain de la grosseur du pouce est placé dans la poche qu'il traverse de part en part, allant de l'incision thoracique à l'incision abdominale. Un autre, introduit par cette dernière incision, plonge dans la profondeur.

L'écoulement, très abondant pendant les premiers temps, diminue peu à peu. La fièvre, assez intense avant l'opération, disparaît progressivement en même temps que l'état général se remonte.

Guérison trois mois après.

OBSERVATION V (inédite)

(Due à l'obligeance de M. le Dr VINCENT)

Kyste hydatique suppuré développé aux dépens d'une rate ectopiée, simulant un kyste de l'ovaire. — Guérison.

La nommée G..., Lucie, entre à l'hôpital pour une tumeur abdominale diagnostiquée kyste de l'ovaire par plusieurs médecins qui avaient examiné la malade.

C'est une femme de trente-quatre ans, dans les antécédents héréditaires et personnels de laquelle on ne relève rien de saillant. Elle a toujours été bien portante.

Ses antécédents génitaux sont également excellents. Ses règles, qu'elle vit apparaître pour la première fois à l'âge de onze ans, ont toujours été régulières et normales. Mariée à quinze ans, elle a eu six enfants à terme dont un seul est mort âgé d'un an et demi, de diarrhée infantile. La dernière grossesse remonte à trois ans.

Quant à la maladie qui l'amène à l'hôpital, voici son histoire :

Il y a dix-huit mois, à la suite d'un gros effort, la malade ressentit une violente douleur dans la fosse iliaque gauche. Un médecin l'ayant examinée diagnostiqua un kyste de l'ovaire gauche et conseilla une opération. La malade refusa.

Les douleurs ne cessèrent cependant pas ; elles étaient surtout intenses au moment des règles.

Il y a quatre mois, apparut une éruption d'urticaire généralisée à tout le corps et quelques jours après apparurent les symptômes d'une péritonite qui obligea la malade à garder le lit pendant un mois. C'est après cette poussée péritonéale que la malade entre à l'hôpital.

A ce moment-là, elle se plaint de douleurs continues localisées principalement dans la fosse iliaque gauche.

Le ventre est volumineux, douloureux à la pression. A la palpation on sent une tumeur arrondie, volumineuse, occupant tout l'abdomen, lisse et fluctuante.

Le toucher fait percevoir un cul-de-sac gauche effacé. Les autres sont normaux.

Opération. — Laparotomie médiane sous-ombilicale. On découvre une tueur volumineuse, fluctuante, adhérente par ses faces antérieures et latérales aux parois de la cavité abdominale. Les adhérences rompues, une ponction est faite avec un gros trocart qui donne issue à un liquide purulent au milieu duquel sont des membranes d'hydatides.

Par un examen minutieux on reconnaît que l'on est en présence d'un énorme kyste développé aux dépens de la moitié inférieure de la rate ectopiée. Le tissu splénique est très hypertrophié.

Le pédicule, d'ailleurs, est très gros, et le nombre des vaisseaux se rendant à la rate par l'épiploon gastro-spélnique très épaissi est élevé.

La rate est enlevée après ligatures séparées des différents vaisseaux du hile.

Les suites de l'opération furent bonnes.

OBSERVATION VI (inédite)

(Due à l'obligeance de M. le Dr CURTILLET)

Kyste hydatique de la rate, diagnostiqué kyste hydatique du foie. — Capitonnage. — Guérison.

Marie T... entre le 18 juin 1902, salle Ollier.

Pas d'antécédents morbides.

Malade depuis quelques jours seulement, l'enfant a eu des

accès de fièvre. Sa mère, ayant constaté la présence d'une grosseur dans le côté gauche amena sa fille à l'hôpital.

Celle-ci est en bonne santé.

A l'examen on s'aperçoit en effet que la moitié gauche est légèrement soulevée. La voussure est à cheval sur l'hypochondre et l'épigastre.

La palpation permet de sentir une tumeur arrondie du volume d'une grosse orange. Pas de fluctuation mais une tension considérable. Elle est indépendante de la paroi abdominale et semble plutôt appartenir au foie (au lobe gauche probablement).

L'examen du sang donne :

G. R. =	4.496.000	Poly = 60 p.	100
G. B. =	9.300	M. = 18	—
		m. = 12	—
		E. = 8	—

La malade est opérée par M. le Dr Curtillet.

Incision sur le bord externe du grand droit au niveau du point culminant de la tumeur. Celle-ci que l'on croyait siéger dans le lobe gauche du foie à cause de sa situation très antérieure, siège dans la rate. Le kyste est en grande partie hors du parenchyme splénique.

Ponction, écoulement d'un liquide eau de roche. Incision. La membrane d'hydatide est enlevée. Kyste unique. Pas de vésicules filles.

Résection d'une partie de la poche. Capitonnage avec cinq ou six points de catgut. On réunit les lèvres de la plaie mais il se produit un suintement sanguin qui vient de la cavité elle-même et de la tranche de section.

Ce dernier persistant on fixe la rate à la plaie abdominale qu'on laisse en partie ouverte pour que le suintement se fasse au dehors.

Un mois après, la malade allait très bien, la cicatrisation était presque complète.

OBSERVATION VII (inédite)

(Due à l'obligeance du Dr Vincent)

Kyste hydatique de la rate. — Ponction exploratrice suivie d'accidents d'intoxication. — Incision après avec marsupialisation. — Guérison.

La nommée Sc... Marie, âgée de trente-trois ans, cartouchière, entre le 9 mai dans le service de M. le Dr Vincent.

Ses antécédents morbides sont nuls. Elle s'est toujours bien portée. Mariée, elle eut trois enfants en bonne santé.

C'est lors du dernier accouchement, il y a six ans qu'elle remarqua une grosseur dans le flanc gauche. Elle n'y prit pas garde. Il y a quatre ans elle ressentit une subite et violente douleur au niveau de la tumeur ; cette crise dura un mois, mais, quoique bien moins vive, la douleur persista toujours à partir de ce moment.

A son entrée à l'hôpital la malade offre un bon état général. Elle se porte bien, mange avec appétit et présente un embompoint marqué. Le ventre est un peu volumineux.

Par la palpation on sent à gauche de la cavité abdominale une tumeur assez volumineuse, dure, rénitente, occupant l'hypochondre, le flanc et une partie de la fosse iliaque gauche. Parallèlement à la ligne médiane et un peu en dedans de celle-ci la tumeur nous présente un bourrelet, une sorte de bord irrégulier avec plusieurs échancrures qui rappellent les incisures du bord antérieur de la rate.

La tumeur semble s'étendre en arrière vers la région lombaire. Elle est mobile et est indépendante de l'utérus et de ses annexes comme on peut le constater par le toucher vaginal.

La sonorité stomacale est moins bien perçue qu'à l'état normal. La rate paraît être l'origine de la tumeur. Ne relevant aucune trace de paludisme dans les antécédents de la malade, on pense à un kyste hydatique de la rate.

Une ponction exploratrice faite avec une aiguille très fine confirme le diagnostic. On retire du liquide eau de roche.

Une heure après, la malade est prise de violentes douleurs abdominales avec ballonnement du ventre, nausées, sueurs, pâleur de la face. Cet état dure toute la journée et la nuit, avec quelques vomissements. Une éruption ortiée apparaît sur tout le corps.

Le lendemain matin, l'état est meilleur. Le ventre a diminué de volume et la tumeur a perdu sa rénitence. Elle est flasque et ses limites sont moins nettes.

La malade reste en observation pendant une semaine durant laquelle la tumeur devient plus appréciable.

L'opération est décidée.

Laparotomie médiane sus-ombilicale. On tombe sur une vaste poche développée aux dépens du pôle inférieur de la rate. Ponction avec le gros trocart. La paroi du kyste est fixée aux lèvres de la plaie. Incision. La poche kystique contenait 2 litres 1/2 environ de liquide, mais pas de vésicules filles.

Le kyste vidé on en voit apparaître une autre au fond. Il est rompu et le liquide évacué.

Drainage à la gaze iodoformée. Guérison lente.

OBSERVATION VIII (inédite)

(Due à l'obligeance de M. le Dr Goinard et de M. Sicard, interne de service)

Kyste hydatique de la rate. — Ponction. — Marsupialisation. — Guérison.

Mme B..., israélite, entrée à l'hôpital, salle Bichat.

Rien dans les antécédents héréditaires.

Rien dans les antécédents personnels. Pas de paludisme ni de maladie infectieuse. Réglée à onze ans. Règles toujours régulières. Une première grossesse normale avec un accouchement à terme d'un enfant bien portant. Depuis, deux fausses couches de deux mois, la dernière, date d'un mois et a laissé un léger écoulement sanguin.

Depuis un an et demi elle ressent dans le côté gauche une sensation de pesanteur et quelques douleurs fugaces. Il y a seulement un mois qu'elle a remarqué une grosseur siégeant au dessous du rebord costal, un peu à gauche du foie; en même temps augmentaient les tiraillements et les douleurs. Depuis quatre à cinq jours ces dernières sont devenues très vives, lancinantes; la malade a des nausées; l'essoufflement dont elle souffre depuis quelque temps va augmentant.

La malade se décide à entrer à l'hôpital. Les signes subjectifs sont les mêmes.

L'examen fait constater sur le côté gauche une voussure soulevant les dernières côtes et le flanc. La palpation permet de constater à ce niveau une tumeur sous-jacente s'étendant en bas jusque dans la fosse iliaque; en dedans jusqu'à l'ombilic. Elle est mate à la percussion dans toute son étendue; en haut sa matité se continue avec celle du cœur qui est déplacé et dont la pointe bat dans le troisième espace intercostal à deux doigts du bord gauche du sternum.

L'espace de Traube est considérablement diminué.

L'examen des autres organes ne décèle rien de particulier.

L'examen du sang, pratiqué par M. Mondelin, interne en médecine, donne : P = 61,4 p. 100.
M = 30,1 —
Lym = 1,8 —
Eo = 6,4 —

M. le Dr Goinard intervient le 3 août 1904.

Incision de la peau et des plans sous-jacents, parallèle au rebord des fausses-côtes gauches. On découvre alors la poche kystique qui suit les mouvements du diaphragme.

Le péritoine protégé par des compresses, on ponctionne avec l'appareil de Potain. Il s'écoule 2 litres environ de liquide eau de roche. La poche est marsupialisée et un bon drainage est établi.

Les suites opératoires furent normales. Le 17 octobre, la poche kystique n'étant pas complètement fermée, la malade sort sur sa demande.

OBSERVATION IX (inédite).

(Due à l'obligeance de M. le Dr Vincent)

Kyste hydatique de la rate. — Suppuré. — Marsupialisation. — Mort.

Le nommé G..., médecin dentiste, âgé de vingt-huit ans, est admis salle Dupuytren pour une tumeur du côté gauche avec symptômes d'infection et état général grave.

Voici l'histoire de sa maladie d'après les renseignements qui nous ont été fournis par le médecin traitant, M. le Dr Bérard, et par notre camarade Hamou, interne de la salle.

Antécédents héréditaires nuls.

Antécédents personnels : à l'âge de douze ans scarlatine suivie d'un rhumatisme articulaire aigu; à vingt ans M. G..., constate une voussure de la partie gauche de l'abdomen. Celle-ci est telle qu'elle amène une déformation des habits. Il trouve que sa rate est hypertrophiée, descendant jusque dans la fosse iliaque, dépassant l'ombilic de deux travers de doigt environ.

Il est réformé peu après pour insuffisance aortique. Il alla consulter Potain qui confirma le diagnostic et montra quelque inquiétude au sujet de l'hypertrophie de sa rate.

En 1900, il y a quatre ans, le docteur Launois le vit. Il constata aussi cette splénomégalie et fit l'examen du sang. Il trouva :

2.500.000 globules rouges ;

18.000 globules blancs,

soit une hypoglobulie bien en rapport avec l'état de grande anémie dans lequel était le malade et une hyperleucocytose très marquée.

Le Dr Lejars, consulté, fut partisan d'une intervention chirurgicale (splénectomie). Le Dr Launois s'y opposa, prétextant que la rate ne gênait pas le malade, que la splénectomie était une opération grave dont on ne connaissait pas encore les conséquences.

C'est dans cet état que M. G... vint s'intaller, il y a trois ans, à Constantine. Quelques mois après il fit appeler M. le Dr Bérard qui le soigna pour une attaque de rhumatisme. C'était la seconde.

En octobre 1903, M. G... fut pris de lassitude et de courbature, il ne s'inquiéta pas de cet état jusqu'au jour où il s'aperçut en prenant sa température qu'il avait 40° de fièvre. M. le Dr Bérard en présence de la continuité de la fièvre porta le diagnostic de fièvre typhoïde. Le séro-diagnostic, fait par M. le Dr Billet, fut deux fois positif.

A ce moment la température se mit à décroître, elle allait atteindre 37° quand elle fit une brusque ascension (41°) en même temps que le malade ressentait une violente douleur dans le flanc droit. Un ictère généralisé apparut peu après avec décoloration des matières fécales et urines bilieuses. M. le Dr Bérard pensa à une complication hépatique.

L'ictère disparut quelques jours après. Une rechute de fiièvre typhoïde se produisit, elle dura quatorze jours et fut suivie d'une nouvelle période de fièvre continue (vingt-sept jours), pendant laquelle apparurent des douleurs dans la région splénique.

En résumé, il semble que ce malade était porteur d'un kyste hydatique de la rate évoluant depuis plusieurs années et dont le malade s'aperçut pour la première fois il y a sept ans. Ce kyste avait déterminé une hypertrophie splénique sur la nature de laquelle on resta longtemps incertain. A un moment donné ce malade fait une fièvre typhoïde grave, avec rechute et infection du coté du foie et des voies biliaires. Le kyste s'infecta probablement à ce moment et se mit à suppurer. Les accès de fièvre alternèrent alors avec les périodes d'apyrexie pour affecter ensuite la forme hectique. L'état général devint si mauvais que le malade succomba peu après l'opération comme nous allons le voir.

A son entrée à l'hôpital le malade est dans un état grave, amaigri, épuisé.

A l'inspection on trouve une voussure qui occupe l'hypochondre et le flanc gauches, soulevant très légèrement les dernières côtes, s'étendant en dedans jusqu'à la ligne médiane.

La palpation fait reconnaître une tumeur énorme, ovalaire, à grand diamètre vertical. Son extrémité supérieure est cachée sous les côtes, l'extrémité inférieure est arrondie; on ne sent pas d'incisures.

Elle est résistante, assez dure, mais par endroits elle semble rénitente. Elle est un peu douloureuse et se mobilise difficilement.

Elle est mate à la percussion dans toute son étendue. La matité remonte sur le thorax jusqu'à la septième côte à peu près. En arrière, elle occupe la région lombaire et la partie inférieure du thorax. Pas de frémissement hydatique.

A l'auscultation, quelques râles légers au niveau de la zone pulmonaire mate. Les vibrations sont diminuées. Le cœur n'est pas dévié. Le foie est gros. Teint subictérique.

On hésite entre une maladie de Banti, une hydronéphrose, malgré l'absence de troubles urinaires.

La ponction à laquelle M. le Dr Vincent se résout difficilement, amène du liquide purulent.

Opération le lendemain. On trouve un kyste hydatique suppuré de la rate. Marsupialisation. Drainage.

Mort trente-six heures après.

OBSERVATION X (inédite)

(Due à l'obligeance de M. le Dr Vincent)

Kyste hydatique suppuré de la rate.

La nommée Mériem bent Abderrhaman, âgée de cinquante ans, est admise le 31 octobre 1892, salle Lisfranc.

Rien autre dans son passée morbide que des accès de fièvre palustre.

Il y a trois ans, elle remarqua au niveau de l'hypocondre gauche, faisant saillie sous les fausses côtes une tumeur grosse comme un œuf de poule, absolument indolore et peu gênante. Elle resta longtemps stationnaire ; puis, il y a six mois environ son volume augmenta progressivement au point qu'aujourd'hui elle constitue une grosse masse, fluctuante, se perdant en haut sous les fausses côtes, s'étendant en bas jusque dans la fosse iliaque et atteignant en dedans la ligne médiane.

Opération le 9 novembre.

Une incision de la paroi sur le bord externe du droit amène sur la poche liquide qui ressemble à un gros kyste de l'ovaire. On ponctionne mais il ne s'écoule rien. La poche est alors ouverte ; section d'une tranche de tissu splénique qui suinte un peu ; il en sort une grande quantité de pus et des vésicules filles flétries.

OBSERVATION XI (inédite)

(Due à l'obligeance de M. Ferrari, interne du service)

Kyste hydatique suppuré de la rate. — Ponction. — Incision. — Drainage. — Guérison.

Le nommé T... Pierre, vingt-deux ans, entre salle Dupuytren pour une tumeur siégeant dans l'hypochondre gauche. Il ne sait préciser le moment de son apparition car elle évolua insidieusement, sans l'incommoder.

Quinze jours avant son entrée à l'hôpital, il ressentit dans l'hypochondre et dans le flanc des douleurs assez violentes accompagnées d'un fort mouvement fébrile. Tout rentra dans le calme pendant quelques jours ; puis les mêmes symptômes réapparurent, un peu moins accentués cependant.

A l'examen, on constate une voussure soulevant le flanc et

l'hypochondre gauches, descendant vers l'ombilic. Elle est allongée, oblique de haut en bas et de dehors en dedans. Son extrémité supérieure cachée sous les fausses côtes ne peut être atteinte.

La tumeur n'est pas mobile, elle semble fixée à la paroi, elle ne suit pas les mouvements de la respiration.

Elle est mate à la percussion et la matité se continue avec celle de la rate. Elle est nettement fluctuante. Pas de frémissement hydatique. Pas de troubles urinaires.

Le diagnostic posé est celui de kyste hydatique de la rate, très probablement kyste suppuré étant données les crises douloureuses et l'hyperthermie des derniers jours.

M. le Dr Goinard incise la peau à la partie la plus saillante de la voussure. On tombe directement sur la tumeur qui adhère au péritoine pariétal. La ponction au Potain permet l'écoulement de 2 litres de liquide purulent. Incision de la poche permettant de reconnaître le tissu splénique qui saigne légèrement. La membrane hydatide est enlevée. Drainage.

Les suites furent normales. Le malade sort presque guéri un mois après.

OBSERVATION XII (inédite)

(Due à l'obligeance de MM. Scherb et Sézary)

Kyste hydatique de la rate?

La nommée X... nous raconte qu'il y a dix ans, elle eut dans l'hypochondre droit une tumeur dont la présence se trahissait subjectivement par une douleur profonde et une sensation de tiraillements. Quelques temps après elle eut une vomique et rejeta une grande quantité de liquide eau de roche. Au même moment la tumeur s'affaissa et les douleurs cessèrent. Il s'agissait d'un kyste hydatique du foie ouvert dans une bronche.

L'affection qui amène aujourd'hui de nouveau la malade a débuté il y a trois semaines par un point de côté à gauche. Elle éprouve dans l'hypochondre de la pesanteur et des tiraillements. La douleur, assez vive, gêne sa respiration.

On constate à l'examen une voussure de l'hypochondre, soulevant les dernières côtes, le flanc gauche et empiétant sur l'épigastre.

Le côté gauche du corps mesure 1 cent. 5 de plus que le droit.

La palpation permet de reconnaître une tumeur ovalaire, rénitente, légèrement dolente, descendant en dedans jusqu'à la ligne blanche où elle va à la rencontre du foie ; on la délimite facilement en bas; elle suit les mouvements de la respiration.

A la percussion, matité en arrière commençant à la pointe de l'omoplate; en avant, elle remonte jusqu'à la troisième côte ; l'espace de Traube est submat.

A l'auscultation, respiration soufflante au sommet gauche en arrière jusqu'à l'angle inférieur de l'omoplate. A la base, du même côté, disparition du murmure vésiculaire. Dans toute la partie mate, souffle net.

Cœur dévié à droite. Le maximum des bruits de la pointe est à 2 centimètres du bord gauche du sternum. Les bruits sont encore nets à quatre travers de doigts du bord droit.

La mamelle gauche est un peu plus élevée que la droite. Foie normal. Les reins fonctionnent bien.

Telle est la tumeur et le cortège de symptômes que nous présentait cette malade. C'était une tumeur liquide, à évolution lente, insidieuse, de même nature très probablement que le kyste hydatique hépatique qu'elle avait évacué dix ans auparavant par les bronches. La seule proposition d'une opération la mit en fuite et on ne put malheureusement vérifier le diagnostic.

OBSERVATION XIII

(Dr Daraignez, *Gazette hebdomadaire des Sciences médicales de Bordeaux*, septembre 1902)

Kyste hydatique de la rate diagnostiqué kyste du lobe gauche du foie. — Marsupialisation. — Drainage. — Guérison.

Jean B..., dix-neuf ans, porte sous les fausses côtes gauches une tumeur arrondie, fluctuante, indolore, développée depuis six mois environ. Elle suit les mouvements du diaphragme, sa matité semble se continuer avec celle du lobe gauche du foie, aussi diagnostique-t-on kyste hydatique de ce lobe.

La laparotomie permet de découvrir un kyste développé en plein tissu splénique, semblant assez près de la capsule. Incision de la tumeur au point qui paraît être le plus nettement fluctuant. On traverse un bon centimètre de tissu de la rate. Hémorragie assez abondante, suture laborieuse des lèvres de l'incision à celles de la paroi abdominale, la rate se laissant déchirer par les fils. Drainage.

La poche vient au dixième jour et la guérison est complète au trentième.

OBSERVATION XIV

(Dr F. Villar. Extrait d'un article paru in *Journal de médecine de Bordeaux*, mars 1903)

Kystes hydatiques multiples de l'abdomen dont deux de la rate, *un du pancréas. — Splénectomie presque totale. — Capitonnage du kyste pancréatique. — Guérison.*

L'examen direct du malade avait permis de constater :

1° Une tumeur siégeant dans le flanc gauche ; tumeur qui se rapprochait de la ligne médiane, descendait jusqu'à deux travers de doigt de la crête iliaque, s'enfonçait sous le rebord costal et remplissait la région lombaire. Cette tumeur, de consistance élastique, présentait à sa partie antérieure un bord tranchant; elle était mate dans toute son étendue et offrait une certaine mobilité;

2° Trois tumeurs mobiles, du volume d'une mandarine, siégeant dans la région épigastrique;

3° Une autre tumeur, mobile également, à peu près du même volume que les précédentes, siégeant au-dessous de l'ombilic.

Etant donnés le siège, le nombre et les caractètes de ces tumeurs; étant donné que j'avais déjà opéré ce malade au mois de mai 1900 pour un volumineux kyste hydatique du foie, je portai le diagnostic de kyste hydatique de la rate et kystes hydatiques multiples de la cavité abdominale.

Ce diagnostic était encore confirmé par l'examen du sang, dont avait bien voulu se charger mon excellent collègue M. Sabrazès, qui avait constaté une légère leucocytose et un taux un peu élevé des éosinophiles.

Opération. — Après avoir pratiqué une incision médiane, j'enlevai douze kystes hydatiques, dont les uns siégeaient dans le grand épiploon (l'un de ces kystes adhérait à la grande courbure de l'estomac) et dont les autres siégeaient dans le mésentère.

Puis je m'attaquai à la rate. Ne pouvant pas l'aborder suffisamment par mon incision médiane, je pratiquai une deuxième incision perpendiculaire à la première, dirigée à gauche, au-dessous du rebord costal. Cette nouvelle incision me donna beaucoup de jour, mais je n'arrivai pas à dégager la rate qui s'enfonçait profondément sous le dôme diaphragmatique et était retenue par des adhérences. Pour la dégager plus facilement, je sectionnai les vaisseaux spléniques au niveau du hile et je ponctionnai une poche kystique qui occupait l'extrémité supérieure de la rate. Continuant le dégagement, je fis éclater un deuxième kyste splénique qui siégeait à la partie moyenne de l'organe; le point où se fit cet éclatement était aminci.

Je pus alors plus facilement contourner la rate et détacher les adhérences inférieures et internes, mais elle tenait toujours sous le diaphragme. Je cherchai à la détacher à ce niveau, mais je jugeai qu'il était plus prudent de laisser une petite portion du kyste adhérente au diaphrame. En effet, il me sembla qu'une parcelle de diaphragme (était-ce peut-être simplement une adhérence large?) avait été détachée et, en outre, l'opération risquait de se prolonger trop longtemps. Cet argument devait entrer en ligne de compte, étant donnée la grande faiblesse du malade.

Je pratiquai donc la splénectomie à peu près totale, mais en laissant une petite portion de kyste que je marsupialisai.

OBSERVATION XV

(Observation due à l'obligeance de M. le professeur Poncet et de M. le Dr Delore, *Société des sc. méd. de Lyon,* novembre 1903)

Kyste multiloculaire de la rate. — Double kyste épiploïque.

Femme de vingt-neuf ans, qui remarqua il y a quatre ans une légère voussure siégeant au niveau du rebord costal gauche sans provoquer jamais aucun phénomène abdominal, aucune gêne. La tumeur augmenta considérablement de volume surtout depuis un an. La malade entre dans le service de M. le professeur Poncet le 13 novembre 1903.

La palpation révèle une tumeur irrégulière, bosselée, sans bord tranchant, occupant toute la partie supérieure gauche de l'abdomen, comblant en totalité la fosse lombaire.

A la percussion on délimitait son contour supérieur qui en avant répondait à la 7e côte. Malgré l'absence de sonorité colique en avant, malgré la présence d'une zone sonore en arrière entre la tumeur et la colonne vertébrale on fit le diagnostic de tumeur rénale. La tumeur coiffée en avant d'une sorte de brioche molasse, l'impossibilité de trouver un bord tranchant, une incisure, avaient fait écarter la possibilité d'une splénomégalie.

La malade n'avait jamais présenté de symptômes urinaires, mais il y a deux ans elle avait été opérée d'une tumeur cutanée de la jambe gauche, ce qui fit faire le diagnostic probable de sarcome du rein.

La veille de l'opération, le toucher vaginal fit reconnaître l'existence de deux tumeurs pelviennes, mobiles, suspendues au-dessus du plancher pelvien.

Opération le 21 novembre. Par une incision sous-ombilicale et médiane, M. Delore enleva les deux tumeurs kystiques incluses dans l'épiploon. Il s'agissait de tumeurs hydatiques.

Par une deuxième incision latérale et verticale s'étendant du rebord cossal jusqu'à deux travers de doigt de la crête iliaque, on enlève une volumineuse tumeur bleuâtre adhérente à l'épiploon et à la paroi lombaire.

Cette tumeur n'est autre que la rate transformée en un volumineux kyste hydatique. La portion saine coiffe comme un casque la face antéro-externe de cette masse.

La rate pèse 1.100 grammes ; le tissu splénique ne présente pas d'altérations visibles.

OBSERVATION XVI (résumée)

(Dr Psaltoff, de Smyrne, *Revue de chirurgie*, 1903)

Kyste hydatique de la rate, du foie et du mésentère. Splénectomie. — Guérison.

Femme de trente-cinq ans, ayant dans le ventre trois tumeurs développées rapidement : une du foie, une de la rate, une du mésentère.

Hépatectomie partielle. Splénectomie. Extirpation du kyste mésentérique.

Trois mois après, guérison complète. Depuis la troisième semaine après l'opération jusqu'à la sortie les globules rouges avaient diminué tandis que les globules blancs avaient augmenté. La malade prit de l'arsenic, de la pulpe de rate. Sept mois après l'opération, la leucocytose avait disparu.

CONCLUSIONS

Les kystes hydatiques constituaient autrefois une affection très rare. Ils sont aujourd'hui d'une fréquence relative. Leur symptomatologie est mieux connue et leur diagnostic peut-être plus facile. Après le foie, le poumon et le péritoine c'est dans la rate que l'échinocoque se rencontre le plus souvent.

Leur pathogénie est un peu obscure ; l'embryon hexacanthe a plusieurs voies pour ce rendre de l'intestin à la rate. Il semble cependant que la voie vasculaire est celle qu'il emprunte le plus souvent. Quant aux kystes justa-spléniques, ils sont, comme les kystes multiples de l'abdomen, secondaires et résultent de la greffe d'une vésicule échappée d'un kyste rompu dans la cavité péritonéale.

Au point de vue anatomique nous distinguerons, avec le professeur Dieulafoy, trois variétés de kystes :

1° Les kystes intra-spléniques, centraux ;

2° Les kystes qui naissent dans une extrémité ou un bord et ne tardent pas à s'extérioriser ;

3° Les kystes justa-spléniques.

Dans cette troisième variété le parenchyme splénique reste généralement indemne. Dans les deux premières il se modifie profondément : le tissu qui est immédiatement en contact de la poche se sclérose, tandis que le tissu respecté par le kyste s'hypertrophie. C'est une hypertrophie compensatrice comparable à l'hypertrophie compensatrice du foie (Dieulafoy).

Le kyste splénique évolue insidieusement pendant un temps plus ou moins long. Au point de vue clinique on peut décrire trois variétés :

1° Les kystes qui font leur principale poussée vers le diaphragme, refoulant le poumon, le cœur, et donnant lieu surtout à des symptômes thoraciques, ce sont les kystes à type ascendant ;

2° Les kystes descendants qui se développent vers l'abdomen et s'accompagnent de troubles digestifs ;

3° Les kystes qui se développent en même temps vers le thorax et vers la cavité abdominale. Ce sont les kystes à type abdomino-thoracique. Ils sont de très grandes dimensions.

Le diagnostic des kystes spléniques se fait parfois facilement. Assez souvent il est difficile presque impossible. La radiographie, l'examen du sang pourrait être d'une grande utilité au clinicien. Le frémissement hydatique a beaucoup d'importance il est, malheureusement, très inconstant.

Abandonnés à eux-mêmes les kystes hydatiques de la rate peuvent donner lieu à de graves complications : perforation du diaphragme, de la plèvre, de l'intestin, infection, suppuration, cachexie.

L'intervention chirurgicale est le seul traitement applicable aux kystes spléniques. Pratiquée à temps, avec toutes les précautions voulues, elle permet d'arriver à un résultat heureux. Plusieurs procédés sont à la disposition du chirurgien qui doit tenir compte des caractères du kyste pour faire son choix. L'incision simple avec suture sans drainage est un des procédés les plus simples, peut-être préférable à l'incision avec capitonnage. L'extirpation est un procédé d'exception. La marsupialisation devra être réservée aux kystes suppurés. Quant à la splénectomie, elle ne devra être faite que quand la rate sera complètement détruite par le kyste, quand elle ne constituera plus qu'une poche liquide, libre de toutes adhérences.

INDEX BIBLIOGRAPHIQUE

Audion. — Revue mensuelle des maladies de l'enfance, 1898.
Baraduc. — Thèse Paris, 1898.
Basso. — Thèse Lyon, 1904.
Beau. — Thèse Lyon, 1901.
Blanchard. — Traité de zoologie médicale, 1889.
Boncour. — Thèse Paris, 1878.
Bonnet. — Lyon médical, 1891.
Bourdel. — Bulletin Société anatomique, 1884.
Braquehaye. — Thèse Paris, 1892.
Briancon. — Thèse Paris, 1828.
Bucquoy. — France médicale, 1878.
Casanova et Poulet. — Revue de chirurgie, 1888.
Casanova. — Thèse Montpellier, 1901.
Chachereau. — Thèse Paris, 1884.
Chauvel et Tachard. — Bulletin de la Société de chirurgie de Paris, 1889.
Charrin. — Semaine médicale, 1905.
Cornil. — Journal des connaissances médicales, novembre 1883.
Cras. — Thèse Bordeaux, 1896.
Cruveilhier. — Traité d'anatomie pathologique. Maladies de la rate.
Davaine. — Traité des entozoaires.
Danlos. — Thèse Paris, 1879.
Darguin et Tribondeau. — Bulletin de la Société de biologie, nov. 1901.
Degaille. — Bulletin de la Société anatomique, Paris.
Delbet. — Bulletin de l'Académie de médecine, février-mai 1896.
Dieulafoy. — Cliniques médicales de l'Hôtel-Dieu, 1898-1899.
Driaucourt. - Thèse Lyon, 1902.
Février. — Congrès de l'Association française de chirurgie. Chirurgie de la rate, Paris, 1903.

FINSEN. — Les échinocoques en Islande. Archives générales de médecine, 1867.
GANGOLPHE. — Thèse d'agrégation 1886. « Les kystes hydatiques des os .»
GÉRARD-MARCHANT. — Bulletin de la Société de chirurgie, juin 1902.
HARTMANN. — Congrès français de chirurgie. Paris, octobre 1897.
JORDAN. — Congrès de la Société allemande de chirurgie, juin 1903. Chirurgie de la rate.
JONNESCO. — XIIIe Congrès international de médecine, section de chirurgie générale, 1900.
KAHN. — De la régénération du foie. Thèse Paris, 1896.
KIRMISSON. — Gazette des hôpitaux de Paris, 1883.
LAINÉ. — Thèse Paris, 1888.
LATARJET. — Société des sciences médicales de Lyon, novembre 1903.
LAVERAN. — Archives de médecine militaire, 1885.
LEFÈVRE. — Thèse Paris 1875.
LEMAIRE. — Thèse Paris, 1903.
LENOËL. — Thèse Paris, 1879.
LEPRÉVOST. — Normandie médicale, 1889.
LOISON. — Des suppurations intra et périhépatiques d'origine typho-appendiculaire. Revue de chirurgie, avril 1900.
MAGDELAIN. — Thèse Paris, 1868.
MARCANO. — Progrès médical, 1874.
MILIAN. — Bulletin de la Société anatomique, 1900. Pathogénie du frémissement hydatique.
MEMMI. — Congrès de la Société italienne de médecine interne, oct. 1901.
MARGUET. — Thèse Paris, 1884.
MORTUREUX. — Thèse Paris, 1900.
PÉAN. — Diagnostic et traitement des tumeurs de l'abdomen.
POTAIN. — Bulletin de la Société des hôpitaux de Paris, 1874.
POTEREL-MAISONNEUVE. — Thèse Bordeaux, 1898.
PSALTOFF. — Revue de chirurgie, 1903.
QUÉNU. — Traité de chirurgie Duplay et Reclus (rate).
— Traitement des kystes hydatiques du foie et de la rate. Bulletin de la Société de chirurgie, avril 1889.
— Communication à la Société de chirurgie, nov. 1904.
QUÉNU et DUVAL. — Revue internationale de thérapeutique et pharmacologie, 1898.
ROCHE. — Thèse Lyon, 1897.
SABRAZÈS. — Congrès de Lille, 1889.
SEGOND — Traité de chirurgie Duplay-Reclus (foie),
SEVESTRE. — Bulletin de la Société médicale des hôpitaux de Paris, 1886.
SCHERB et GOINARD. — Bulletin médical de l'Algérie, novembre 1904.

TRINKLER. — Revue de chirurgie, 1893.
TILLAUX. — Traité de chirurgie chimique (tome II).
VANVERTS. — La splénectomie. Thèse Paris, 1897.
VEGAS et ÇRAUWELL. — Revue de chirurgie, 1901.
VILLAR. — Traité de chirurgie Le Dentu et Delbet (rate). Journal de médecine de Bordeaux, 1903.
VINCENT. - Lyon médical, 1904.
VINCENT et CABANNES. — Bulletin médical de l'Algérie, 1904.
VITAL. — Les entozoaires à l'hôpital de Constantine, Gazette médicale, 1874.

Lyon. — Imp. A. STORCK & Cie, 8, rue de la Méditerranée.

www.ingramcontent.com/pod-product-compliance
Ingram Content Group UK Ltd.
Pitfield, Milton Keynes, MK11 3LW, UK
UKHW020335180726
13839UKWH00002B/725